常見食物功能一覽表

常見的補腎食物				
牛肉	羊肉	蝦	海參	淡菜（貽貝）
海馬	枸杞子	白果	韭菜	

常見的補氣食物				
人參	黃芪	山藥	糯米	荔枝
紅棗				

常見的瀉氣、疏肝理氣的食物				
蘿蔔	山楂	檳榔	香菜	紫蘇葉
薄荷	金桔	菊花	玫瑰	木瓜

常見的消食、化淤的食物				
蘿蔔	山楂	雞內金	鍋巴	

常見食物的五味分類

			其他		
性平	白糖	冰糖（微涼）	枸杞子（微溫）	銀耳（微涼）	靈芝
	燕窩	黨參	茯苓	天麻	雞內金
	麻油	花生油	玉米鬚	麥芽糖	豆漿
性溫	生薑	花椒	小茴香	丁香	八角
	茴香	冬蟲夏草	川芎	人參	當歸
	肉蓯蓉	杜仲	白朮	紫蘇	酒
	黃芪（性微溫）	太子參（微溫）	何首烏（微溫）	咖啡、紅茶	紅糖
性熱	胡椒	肉桂			
性涼	蜂蜜	蜂王漿	綠茶	膨大海	白芍
	菊花	薄荷	沙參	西洋參	決明子
性寒	鹽	醬油	金銀花	苦瓜茶	苦丁茶

【說明】

1、性平的食物一年四季都可食用。

2、性溫的食物除夏季適當少食用外，其他季節都可食用。

3、性涼的食物夏季可經常食用，其他季節如要食用須配合性溫的食物一起吃。

4、性寒的食物儘量少吃，如要食用必須加辣椒、花椒、生薑等性溫的食物一起吃。

常見食物的五味分類

肉類				
性平	豬肉	豬心	腰子	豬肝	雞蛋
	鵝肉	山豬肉	鴿肉	鵪鶉	蛇肉
	蝗蟲（螞蚱）	阿膠	牛奶（微涼）	優酪乳	鱉（微涼）
	乾貝	泥鰍	鰻魚	鯽魚	青魚
	黃魚	烏賊	魚翅	鱸魚	銀魚
	鯉魚	鯧魚	鱖魚	鯊魚	海參
性溫	黃牛肉	牛肚	牛髓	羊肉	羊肚
	羊骨	羊髓	羊奶	雞肉（微溫）	烏骨雞
	山雞肉	蠶蛹	鹿肉	蛤蚧	海馬
	蝦	淡菜（貽貝）	鱔魚	大頭鰱	鱒魚
	帶魚	鯰魚	刀魚	草魚	蚶子（毛蚶）
性涼	鴨肉	兔肉	馬奶	田雞	鮑魚
性寒	馬肉	鴨蛋（性微寒）	螃蟹	蛤蜊、蜆	牡蠣
	蝸牛	田螺	蚌肉	烏魚	章魚

常見食物的五味分類

		果類			
性平	李子	鳳梨	葡萄	橄欖	葵花子
	南瓜子	芡實	蓮子	椰子汁	花生
	白果	榛子	山楂	栗子	
性溫	桃子	山杏	棗子	荔枝	桂圓肉
	佛手柑	檸檬（性微溫）	金桔	楊梅	石榴
	木瓜	櫻桃	松子仁	核桃仁	檳榔
性涼	蘋果（微涼）	梨	橘子	柳丁	草莓（性微涼）
	芒果	枇杷	羅漢果	菱角	蓮子心
性寒	柿子	柿餅	柚子	香蕉	桑椹
	楊桃	奇異果	甘蔗	西瓜	香瓜
		穀類			
性平	大米	玉米	青稞	米糠	番薯、芋頭
	馬鈴薯	芝麻	黃豆	飯豇豆	碗豆
	扁豆	蠶豆	赤小豆	黑豆	燕麥
性溫	糯米	黑米	西谷米	高粱	
性涼	小米	小麥、大麥	蕎麥	薏苡仁	綠豆

常見食物的五味分類

蔬菜類				
性平	蘿蔔（微涼）	胡蘿蔔	茼蒿（微涼）	青江菜	高麗菜
	山藥	蕪菁	豆豉	黑木耳（微涼）	香菇
	猴頭菇	平菇（秀珍菇）	葫蘆	海蜇	
性溫	蔥	洋蔥	蒜	韭菜	芫荽（香菜）
	雪裡紅	香椿頭	南瓜		
性熱	辣椒				
性涼	番茄（微涼）	水芹菜	油菜	大頭菜	莧菜
	菠菜	茭白	金針花	花椰菜	萵苣
	枸杞頭	豆腐	麵筋	冬瓜	黃瓜
	蘑菇	金針菇	藕	裙帶菜	茄子
性寒	空心菜	皇宮菜	龍鬚菜	蓴菜	慈姑（微寒）
	馬齒莧	竹筍（微寒）	絲瓜	瓠子	苦瓜
	草菇	荸薺	蘆筍	紫菜、海帶	海藻、昆布

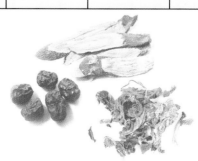

常見食物功能一覽表

常見的利尿、利水、除濕的食物				
薏苡仁	茯苓	赤小豆	冬瓜	西瓜
南瓜	鯉魚	鯽魚	金針花	萵苣

常見的清熱類食物				
西瓜	香蕉	奇異果	甘蔗	荸薺
菱角	螺螄	蚌肉	粟米	綠豆
苦瓜	南瓜	茭白	水芹	菊花腦
金銀花	豆腐	莧菜	馬齒莧	茶葉

常見的易上火的食物				
羊肉	蝦	辣椒	生薑	蒜
花椒	胡椒	茴香	肉桂	桂皮
雪裡紅	香椿頭	桂圓	泡麵	酒

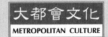

馬悅凌
細說問診單

養生並不難，概括起來就是：補足氣血、溫補腎陽、袪除寒濕、暢通經絡，
注意生活中的細節，透過科學、合理的作息去控制、緩解、治療各種疾病。

馬悅凌 ◎著

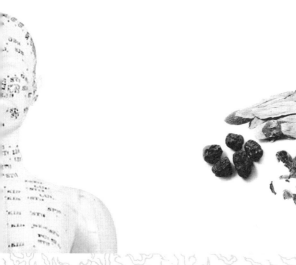

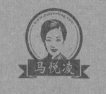

自　序

　　2008 年 9 月，我開通了馬悅凌健康養生網（也稱「義診網」）。這個網站開通以來，成為了我與廣大讀者溝通的橋樑。通過網站，我將自己關於保健養生的心得體會告訴大家，大家將保健過程中產生的疑問與困惑寫到網上，通過交流，大家一起來尋找自己幫自己的辦法，一起嘗試用這些辦法來為增進自己的健康服務。

　　我在網站專門設立了一個問診區，在問診區裡設置了一系列與健康相關聯的問題，請讀者朋友們根據自己的實際情況填寫，這就是「問診單」。讀者填寫的內容，是我判斷他們的身體狀況的依據，從問診單裡，我尋找關於他們健康的資訊，分析其中隱含的各種有關身體的報警信號，判斷他們的身體狀況，幫助尋找出他們患病的真正原因，進而指導他們如何結合我的養生理念去調理各自的身體。

　　我的養生理念並不複雜，概括起來就是：補足氣血、溫補腎陽、祛除寒濕、暢通經絡，注意生活細節，通過科學合理的生活

去控制、緩解、治療各種疾病。

在我的問診單上，我問身體概況，問對自己身體的評價，問小時候的身體狀況，問手診，問舌質、舌苔，問頭、五官、皮膚，問胸、腹，問頸、肩、背、腰、腿、足、手、臂，問睡眠，問大小便，問房事，問月經，問生育，問白帶，問情緒，問早晨醒後的身體反應，問飲食，問按摩，問鍛鍊，問工作，問生活細節，問病史……所問的問題，都與身體有密切的關係，在這個問診單中，我幾乎將與身體有關的問題問了個遍。

為什麼我要問這麼多的問題？這是為了具體全面地瞭解被問者的情況，以便於對他們的身體狀況做出正確的判斷，而避免主觀臆斷、以偏概全的問題。可以說，問的問題越全面，回答問題越具體，越有利於我做出正確的結論，越有利於我給出正確的建議和方法。比如我在問到對自己身體的評價時，我要問你是健壯、精神飽滿不知疲倦，還是年輕時身體好現在開始走下坡路了，或者是一直病病歪歪。為什麼這麼問呢？因為這三種狀況，基本可以概括我們最常見到的幾種不同的體質。

1、健壯、精神飽滿不知疲倦

這是人人都想擁有的一種健康狀態，擁有這種狀態的人，通常富有朝氣、能吃能睡，身體的應變能力強，適應能力強。但這類人，因為身體底子好，好多人對身體都不太在意，良好的身體感覺，讓他們覺得自己有用不完的力氣，可以同時應付很多的事情；這其中有不少人屬於「工作狂」類型，經常超負荷的運轉，造成身體透支，身體出現虧空。

這種人往往是在進入中年後體檢時才發現有器質性的大毛病。但畢竟他們身體底子好，是因為消耗過多得的病，這時只要注意休息、調養，具體說來，就是保證充足的睡眠，避免繼續操勞，注重飲食的合理搭配，補上充足的血液，身體恢復起來要比一般人快得多。而如果查出毛病以後，還是不對過去的工作、生活習慣進行調整，而只是想依靠藥物來治癒疾病，那麼這些人的身體只會每況愈下，結果非常可怕，猝死的人、中年早逝的人往往以這類人居多。

2、年輕時身體好，現在開始走下坡路了

這種情況很普遍，大多數人的身體都是有這個變化過程的。這類人的身體是有底子的，只是隨著時間的推移、身體的老化，身體的磨損才讓他們開始生病了。這時該怎麼辦呢？最好的方法就是為身體補足血液，讓血脈暢通起來。各臟器在血液充足、經絡暢通、溫度適宜的情況下，功能是可以逐漸恢復的，推遲衰老、延年益壽也是可以做到的。

3、一直病病歪歪的人

在生活中也不在少數。他們從小就沒體會到真正的健康是什麼滋味，不是這兒病了，就是那裡痛了，反反覆覆，似乎從沒有好的時候；工作不能累著，吃飯不能隨便，睡覺睡不踏實，做什麼事總是感覺心有餘而力不足……但這一類人的壽命卻往往並不短，這是為什麼呢？因為他們的身體不夠強壯，這也使得他們從不過多地消耗自己，也比較早地注意從各方面照顧自己，不照顧

不行，稍不在意就生病，所以這類病病歪歪的人，雖然小毛病不斷，但真正大的器質性毛病倒不多。

這類人如果能在飲食和各方面都注意的話，是完全可以帶著小毛病長壽的；但如果這類人不從增強自身體質方面下功夫，總是靠藥物來治療自身的各種小毛病，整天泡在藥罐子裡，那麼這類人到老會很痛苦的，晚年的生存品質是非常差的。

當我問體態時，會細到這樣的程度：胖、偏胖、瘦、偏瘦、不胖不瘦；肚大（大、偏大、不大）；腰板（挺拔、駝背、挺不直、挺直了累，情況發生多久了）……針對不同的情況，我給大家詳細地分析了一個人的體態和他的年齡和身體狀況的關係，也就是說，從一個人的體態中，我們可以大致瞭解他的身體狀況處在一個什麼水準上，他的身體的衰老程度如何。

讀者可以通過我的分析，對照自己的身體狀況，並對自己的健康水準做出一個初步的自測，並從中找到問題所在，同時可以學會解決問題的辦法。

我設置的問診單有兩百多個問題，時間包括一個人從出生到成人以後的所有階段，內容包括生活中的方方面面，身體的上上下下、內內外外。在這本書中，我對涉及到人的健康的各種身體的徵象進行了逐一的分析和解讀，這些分析和解讀，是建立在我的長期研究的基礎之上的；是我結合中醫養生理論所進行的長期研究的結果；是我的養生理念的一次集中的總結和展示。現在這本書要與大家見面了，我希望它是一本對讀者朋友有用的書，希望它能為大家的保健養生提供一些實實在在的幫助。

在這裡，我想跟大家強調一個我一直堅持的理念：維護身體的最好方法其實就是那些最基本、最簡單、最原始的方法，就是保證好一日三餐的質與量，保證食物的新鮮和營養；就是保證充足的睡眠時間，累了就休息，睏了就睡覺；如果吃亂了、吃雜了，胃腸不舒服了，就用有營養的、細碎的食物安撫胃腸；受涼了、貪吃寒涼的食物使得身體不舒服了，就用書中介紹的各種方法祛除身體內的寒濕……這就是對症治療，祛除病因；這就是無病防病、有病治病。累了、餓了、睏了、吃錯了、受涼了，自然會生病，這時你要做的最重要的事，就是糾正錯誤，只有從根本上祛除病因，強身固本，才能保證身體的長治久安。

在此之前，我已出版了三本書，分別是《不生病的智慧》、《父母是孩子最好的醫生》、《溫度決定生老病死》。這三本書出版以後，很多讀者給我寫信，在網上給我留言，和我交流保健養生的經驗和心得，很多人嘗試用我在書中寫到的方法為自己、為家人、為孩子調理身體，從讀者的回饋中，我得知很多人都取得了成效，通過自我診療自我調理，身體輕鬆了，病痛緩解了，身材苗條了，皮膚細膩了，心情變好了……我由衷地為他們感到高興，也為自己所做的健康養生的普及工作感到無比地欣慰。

我們所做的任何事都要順應身體的規律，也要順應大自然的規律，只有這樣，才有可能獲得真正的健康，也才可能獲得長壽。保健養生重在好習慣的養成，保健的效果與金錢投入的多少並無必然的聯繫，也和一個人的社會地位沒有必然的關係，平民百姓，家境平常，但只要掌握方法，同樣可以達到健康的目標。

當大家採用簡單實用的方法，並不需要花費太多的金錢就能

維護健康時，你會發現生活變得簡單、敞亮了；你會發現人的心情變好了。有了健康的身體和健康的心態，你會對人生更加熱愛，對生活更加充滿信心。

但即使擁有再簡單有效的方法，維護身體仍然不是一件十分簡單的事情。每個人的情況不同，對一個人有效的方法，對另一個人可能不一定完全適用，這就需要大家根據健康養生的普遍道理，同時結合自己的實際，摸索、總結出一條適合自己特點的養生之道。有了適合自己的方法，一定要堅持，只有持之以恆，才能收到持久的效果。一些人的問題是出在不懂，而另一些人的問題是出在不能夠堅持。身體是我們自己的，需要悉心呵護，你對身體好，身體才會給你健康的回報。對身體好，不是好在一天兩天，而是要好一輩子，捨去這一條，沒有其他更好的保健養生之道。

在保健養生的過程中，一定要學會傾聽身體發出的聲音，注意身體的報警信號，學會分析、尋找身體出現不適的原因，這一點非常重要，只有及時祛除造成身體不適的原因，才能更好地保護身體。

我有一個具體的小建議，就是大家在有條件的情況下，記健康日記。在我的建議下，很多讀者都開始記健康日記了，從我的網站上就可以看到這些日記。這是一個非常好的習慣，長期堅持，一定大有益處。你只有記錄下你身體的變化，才能從中尋找出規律，才能在不適的時候及時找到造成不適的原因。雖然記日記要花去一些時間，但為了自己和家人的健康，這點投入是很值得的。

維護健康是一個系統工程，需要從各個方面加以注意，需要堅持不懈的努力。當你平日注重飲食補足了氣血，可有一天不好好吃飯，或有幾天亂吃亂喝，又會讓你氣血虧虛；當你平時注意避免寒涼，可受一次大寒，又能讓你經絡淤堵。所以平時正確維護和失衡後的及時糾偏，二者都要做好，只有這樣，才能維護好身體這部機器，才能讓這部機器正常工作，才能讓這部機器正常運轉的時間長久、更長久。

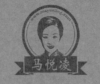

目　錄

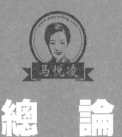

總　論

　　本書的重點是通過具體分析身體各部位出現的各類問題，嘗試著為大家解釋發生這些問題的原因，給大家提供解決這些問題的原則和建議，並從食療、祛寒濕及保健、按摩等方面，提供簡單易行的操作辦法。很多的觀點和方法，我會在正文中反覆強調，因為它們太重要了，而這些重要的原則、觀點和方法，卻往往被人們所忽視。很多道理簡明易懂，但卻並不是所有人都了解、都會去做，我希望通過反反覆覆地提醒，不厭其煩地強調，讓大家牢牢地確立最基本的健康養生的觀念，並掌握一些簡單實用的方法。為了方便大家理解本書的整體內容，我想在此先做一個歸納，對書中的內容進行一個系統的分類和說明，供讀者參考，同時提供一些與書中內容相關的背景知識，以便讀者從總體上樹立健康養生的概念，明瞭健康養生的基本道理，更好地指導健康養生的實踐。

一、如何判斷血液是否充足

看眼睛

　　孩子眼睛明亮、有神、專注是血液充足的表現。那些眼睛不明亮，目光散亂的孩子通常都血液不足。而看大人的眼睛，主要看眼白的顏色。俗話說人老珠黃，指的就是眼白的顏色變得混濁了，發黃了，有血絲了，這些都說明血液不足了。在自然狀態下，眼睛隨時都能睜得大大的，沒有那種無力的感覺、勉強的感覺、疲乏的感覺，說明血液充足；到了老年，眼睛乾澀，眼皮沉重，睜不大了，甚至睜不開了，就說明血液不足了。出現眼袋也說明血液不足。

看皮膚

　　孩子的皮膚應該是淡淡的粉色，富有彈性和光澤，這種情況說明血液充足；如孩子臉色發暗、發青、發黃、發白，都代表孩子的身體內有寒，消化功能弱，血液不足，存在貧血狀況。

　　大人也是一樣，皮膚有光澤、有彈性，膚色白裡透著粉紅，無皺紋、無斑代表血液充足；皮膚粗糙、沒光澤、發暗、發黃、發白、發青、發紅或長斑都代表身體狀況不佳，血液不足。

看頭髮

　　孩子頭髮烏黑、濃密、柔順，代表孩子血液充足；頭髮稀少、發黃、豎著的、不服貼的，代表著孩子血液不足或營養失

衡。大人也是一樣，頭髮烏黑、濃密、柔順代表血液充足；頭髮乾枯、開叉，掉髮，顏色發黃、發白都代表血液不足。

看耳朵

看孩子的耳朵，就能直接看出這個孩子先天腎氣是否充足，是強壯苗還是細弱苗，它可以反映出孩子在母體內時的營養狀況。如果孩子耳朵較大，形狀完美、圓潤，肉多、骨少，摸上去是柔軟的，說明孩子先天腎氣足、血液足。如果孩子的耳朵偏小，骨多、肉少，摸上去較硬，代表孩子先天腎氣不足，血液少。

隨著社會的發展，人們的物質生活水準得到了很大提高，在吃的方面不再有二、三十年以前的那種匱乏了，然而，部分現代人的身體素質卻不如前人。從耳朵也可以看出這一點。如果留心你會發現，在物質生活水準提高以後出生和成長的青少年，比起他們的前輩來，個子可能高了，但耳朵卻變得小了，而且耳朵僵硬，甚至有些變形。現在青少年中，有圓潤、肥厚、飽滿的大耳朵的人並不多見，在老人中反而比較多見。雖然耳朵隨著年齡的增長會長大一些，但形態的變化是不大的，這從一個方面說明現代人的身體素質存在著一些亟待解決的問題。

大人的耳朵除了看形態好不好，還要看色澤如何，是否有斑，是否易發疼痛。如果耳朵是淡淡的粉紅色，有光澤，沒有斑點和皺紋，且形態飽滿，則說明該人血液充足。如果耳朵顏色暗淡、無光澤，則說明該人血液少。如果你看到耳朵萎縮、枯槁，有斑點、皺紋多的，就代表這個人的腎臟功能已經衰竭，健康狀

況到了很嚴重的地步,甚至有生命危險了。

摸手的溫度

血液充足的孩子,小手應該隨時是溫暖的,那些小手整天冰涼的孩子存在血液不足的情況。

大人也是一樣,手四季都是溫暖的代表血液充足;如果手心愛出汗或手經常冰冷的,就說明他的血液不足。

看手指的指腹

手指指腹扁平、薄弱或指尖細細的,都意味著主人的血液不足。而手指指腹飽滿、肉多、有彈性,則說明血液充足。孩子與大人的判斷標準都是一樣的。

看青筋

鼻樑上或眉梢上出現青筋的孩子體內寒氣重,消化不好,血液不足。隨著孩子長大,這些部位的青筋會消失,但如果其身體狀況沒有改善,那麼青筋會出現在手上。如果食指上出現青筋,說明孩子消化功能弱,體內寒重,血液不足。小手指上有青筋,代表先天的腎氣不足,孩子容易患遺尿、腎炎。如果大人的食指上有青筋,說明不但小的時候消化功能不好,血液不足,而且這種情況一直沒有根本改善,他的消化、吸收能力都存在問題。存在這類問題的人體質弱、血液少,並容易患上肝、膽、胰腺、胃、腸的各種疾病。大人的小指上有青筋,同樣說明腎氣不足,而且腎臟功能虛弱又一直沒有調理好,就容易患腎臟疾病。

在手掌心的下方，接近腕橫紋的地方紋路多、深，也代表幼年時候營養較差，體力較弱，血液不足。成年之後，婦女易患婦科疾病，男性易患前列腺肥大、痛風等。

看指甲上的半月形

半月形的數量：除了小指，其他手指上都應該有半月形。很小的孩子不明顯，四、五歲以後才漸漸明顯起來。

半月形的形態：大拇指上的半月形應占指甲面積的 1/4 ～ 1/5，食指、中指和無名指以不超過 1/5 為宜。

半月形的顏色：越白越好，越白，越表示身體精力旺盛，血液足。

如果手指上沒有半月形，或只有大拇指上有半月形，則代表體內寒氣重、循環差、血液不足，血到不了手指的末梢。但半月形不能過多過大，過大則要考慮是否患了甲亢和高血壓等疾病。

看手指甲上的縱紋

這種情況只會在成人手上出現，孩子手上不會出現。當成人的手指甲上出現縱紋時，一定要提高警惕，這是身體出現衰老的象徵，說明你身體內血液少，身體出現了透支。

看牙齦

牙齦萎縮代表血液不足。只要發現牙齒的隙縫變大了，食物越來越容易塞進牙縫裡，就要提高警惕了，這說明你的身體狀況在走下坡路，正在逐漸衰老。

這些情況也主要是成人會發生。孩子也有牙縫大的情況，但那大多是遺傳因素造成的，不在本條所描述的範圍之內。

觀察運動後的身體反應

運動後胃口大開、食欲不錯的孩子往往血液充足。反之，運動後總是食欲不振的孩子則是血液不足的表現。

成人運動後出現頭暈、胸悶，或者身體疲勞要很長時間才能消除，都代表身體內的血液少。

觀察睡眠情況

孩子成人都一樣，入睡快，睡眠沉，呼吸均勻無聲響，一覺睡到天亮，代表血液充足。那些入睡困難，易驚、易醒，夜尿多，呼吸沉重或打呼嚕響的人，身體都存在血液不足的情況。

觀察打呼的情況

很多男性睡覺會打呼。細心的家人只要注意觀察就會發現，當男性身體健康時，他的呼嚕聲是均勻的，聲音也不是太大。而當他們身體疲勞或是在喝酒後，呼嚕的聲音就明顯加大。呼嚕的聲音逐漸變大，是身體逐漸虧虛的表現。

另外要觀察打呼的頻率。打呼時快慢不一，時常出現明顯的憋氣，而且憋氣的時間越來越長，半天才緩過一口氣來，這種情況是提示這位男士，他的動脈硬化已很明顯了，心臟和腦都有缺血、缺氧的情況了。動脈硬化和身體內的溫度下降以及腎虛有關，只要在日常的飲食中去掉一切寒涼的食物，少用空調，多吃

補血、補腎的食物，情況慢慢就會得到改善，這時你再注意觀察，男士們的打呼又會慢慢變得規律了，憋氣的情況減少了，憋氣的時間也短了。這種觀察的方法簡便易行，讀者可以參考。如發現男士睡覺時呼嚕聲越來越大，憋氣時間越來越長，就是在發出警報，說明這位男士離冠心病、腦梗塞等越來越近了，家人和其本人絕不可掉以輕心。

血液是怎樣生成的？

中醫學早就有「人以水穀為本」的說法。人體所攝入的食物，經過胃腸的腐熟消化，取其精微化生而為血。也就是說血液就是我們每天吃進去、喝進去的所有食物，經過胃腸道的消化吸收，滲入腸黏膜下的血管裡，就生成了血液。明末清初醫家喻嘉言更直截了當地說：「蓋飲食多自能生血，飲食少血不生。」這些認識都闡明了飲食的數量和品質與生血有著密切的關係，飲食是造血的原料，飲食的精微物質經過臟腑的作用化生為血。

最好的補血食物是什麼？

吃到肚子裡的食物，能被胃腸道消化吸收了，就能生成血液，這些能被消化吸收的食物就是補血的食物，不論是粗茶淡飯，還是高營養、高能量的食物。同時要知道，各種食物的功效不同，對身體起的作用也不同，相對來說，肉類、蛋類、魚類這類高能量的食物，能明顯提高血液的品質，人們吃了這些食物後會明顯變得精神，也有助於提高人的抵抗力。牛肉、羊肉、豬肉、雞肉、雞蛋、鱔魚、蝦、紅棗、核桃、花生、桂圓、枸杞

子、阿膠、當歸等食物，是補血效果比較好的食物。

補血最快的方法是什麼？

食物被胃腸道碾碎、消化成非常細小的顆粒後才能滲入到血管裡形成血液，因此液體、稀糊狀的食物，剁得細碎的食物被消化利用的幾率就高，而堅硬的、黏膩難消化的食物就難以被胃腸道消化、吸收，利用率就低，可生成血液的部分就少。

怎樣保護好血液生成的環境——胃腸道

1. 胃腸道喜歡你細嚼慢嚥，喜歡吃進去的食物細、爛、軟，因為這樣可以減輕它們的負擔；而過硬、過燙、過冷、過辣、過黏、油炸的食物不但容易傷著胃腸道，還易增加胃腸道的工作量。

2. 定時、定量有規律的進食，同樣能保護胃腸道，餓一頓、飽一頓同樣會傷著胃腸道。

3. 因食物只有滲入進腸黏膜下的血管，才生成了血液，才會起到營養身體的作用，所以腸黏膜下的血管如果總處在擴張、鬆弛的狀態下，滲進去的食物就多，如果腸黏膜下的血管處在收縮、痙攣的狀態下，自然食物就很難進入。

血管是收縮還是擴張與溫度有很大的關係。當身體內的溫度高，吃進去的食物也是溫熱的，血管自然就擴張了，滲入的食物就多，而身體內的溫度低，或吃進去的食物寒涼，血管遇冷收縮，自然能被利用的食物就少了。

所以讓身體少受寒涼，少吃寒涼、冰鎮的食物，是使腸黏膜

下的血管保持放鬆狀態的重要條件，對增加血液的生成量很有幫助。運動是產生熱的，因此運動能使血管擴張。好心情也有利於放鬆身體內的血管，也能增加食欲，增進食物的消化吸收。適度的按摩也能放鬆緊張的血管和經絡，也能促進食物的消化和吸收。

常見的補腎食物有哪些？

牛肉、羊肉、蝦、海參、淡菜（貽貝）、海馬、枸杞子、白果、韭菜等。

常見的補氣食物有哪些？

人參、黃芪、山藥、糯米、桂圓、荔枝、紅棗等。

常見的瀉氣、疏肝理氣的食物有哪些？

蘿蔔、山楂、檳榔、香菜、紫蘇葉、薄荷、金桔、菊花、玫瑰、木瓜等。

常見的消食、化瘀的食物有哪些？

蘿蔔、山楂、雞內金、鍋巴等。

常見的利尿、利水、除濕的食物有哪些？

薏苡仁、茯苓、赤小豆、冬瓜、西瓜、黃瓜、鯉魚、鯽魚、金針菜、萵苣等。

常見的清熱類食物有哪些？

西瓜、香蕉、奇異果、甘蔗、荸薺、菱角、螺螄、蚌肉、粟米、綠豆、苦瓜、黃瓜、茭白、水芹、菊花腦、金銀花、豆腐、莧菜、馬齒莧、茶葉等。

常見的易上火的食物有哪些？

羊肉、蝦、辣椒、生薑、蒜、花椒、胡椒、茴香、肉桂、桂皮、雪裡紅、香椿頭、荔枝、桂圓、各種炒貨（如瓜子、蠶豆、花生等）、膨化食品（如泡麵、魚酥、蝦片等）、酒等。

常見食物的五味分類

穀類：

- 性平：大米、玉米、青稞、米皮糠（米糠）、番薯（山藥、紅薯）、芝麻、黃豆、飯豇豆（白豆）、豌豆、扁豆、蠶豆、赤小豆、黑大豆、燕麥。
- 性溫：糯米、黑米、西谷米（西米）、高粱。
- 性涼：粟米（小米）、小麥、大麥、蕎麥、薏苡仁、綠豆。

肉類：

- 性平：豬肉、豬心、腰子、豬肝、雞蛋、鵝肉、山豬肉、鴿肉、鵪鶉、蛇肉、蝗蟲（螞蚱）、阿膠（驢皮膠）、牛奶（微涼）、優酪乳、母乳、鱉（微涼）、乾貝、泥鰍、鰻魚、鯽魚、青魚、黃魚、烏賊、魚翅、鱸魚、銀魚、鮒魚、鯉魚、鯧魚、鱖魚、鯊魚、橡皮魚、海參。

- 性溫：黃牛肉、牛肚、牛髓、羊肉、羊肚、羊骨、羊髓、雞肉（微溫）、烏骨雞、山雞肉、鹿肉、蛤蚧（大壁虎）、獐肉（河鹿肉）、蠶蛹、羊奶、海馬、海龍、蝦、蚶子（毛蚶）、淡菜（貽貝）、鱸魚、大頭鰱、帶魚、鯿魚、鯰魚、刀魚、草魚、鯈魚（白條魚）、鱒魚、鱔魚（黃鱔）。
- 性涼：水牛肉、鴨肉、兔肉、馬奶、田雞、鯽魚、鮑魚。
- 性寒：鴨蛋（性微寒）、馬肉、水獺肉、螃蟹、海螃蟹、蛤蜊（沙蛤、海蛤、文蛤）、牡蠣肉、蝸牛、蚯蚓、田螺、螺螄、蚌肉、蜆肉（河蜆）、烏魚、章魚。

果類：

- 性平：李子、鳳梨、葡萄、橄欖、葵花子、香榧子、南瓜子、芡實、蓮子、椰子汁、柏子仁、花生、白果、榛子、山楂、板栗（栗子）。
- 性溫：桃子、杏子、大棗、荔枝、桂圓肉、佛手柑、檸檬（性微溫）、金桔、楊梅、石榴、木瓜、檳榔、松子仁、核桃仁、櫻桃。
- 性涼：蘋果（微涼）、梨、蘆柑、柳丁、草莓（性微涼）、芒果、枇杷、羅漢果、菱、蓮子心、百合。
- 性寒：柿子、柿餅、柚子、香蕉、桑椹、楊桃、無花果、奇異果、甘蔗、西瓜、香瓜。

蔬菜類：

- 性平：山藥、蘿蔔（微涼）、胡蘿蔔、高麗菜、茼蒿（微涼）、蕪菁、青江菜、豆豉、豇豆、馬鈴薯、芋頭、洋生

薑、海蜇、黑木耳（微涼）、香菇、平菇、猴頭菇、葫蘆。

- 性溫：蔥、大蒜、韭菜、芫荽（香菜）、雪裡紅、洋蔥、香椿頭、南瓜。

- 性熱：辣椒。

- 性涼：番茄（微涼）、旱芹、水芹菜、茄子、油菜、甘藍（大頭菜）、茭白、莧菜、馬蘭頭、菊花腦、菠菜、金針花（黃花菜）、萵苣（萵筍）、花椰菜、枸杞頭、蘆蒿、豆腐（豆腐皮、豆腐乾、豆腐乳）、麵筋、藕、冬瓜、黃瓜、海芹菜（裙帶菜）、蘑菇、金針菇。

- 性寒：慈姑（微寒）、馬齒莧、蕹菜（空心菜）、落葵（皇宮菜）、蒓菜、龍鬚菜、蕺菜、竹筍（微寒）、瓠子、絲瓜、海帶、紫菜、海藻、草菇、苦瓜、荸薺。

其他：

- 性平：白糖、冰糖（微涼）、豆漿、枸杞子（微溫）、靈芝、銀耳（微涼）、燕窩、玉米鬚、黃精、天麻、黨參、茯苓、乾草、雞內金、酸棗仁、菜油、麻油、花生油、豆油、飴糖（麥芽糖、糖稀）。

- 性溫：生薑、砂仁、花椒、紫蘇、小茴香、丁香、八角、茴香、山奈、酒、醋、紅茶、石城、咖啡、紅糖、桂花、松花粉、冬蟲夏草、紫河車（胎盤）、川芎、黃芪（性微溫）、太子參（微溫）、人參、當歸、肉蓯蓉、杜仲、白朮、何首烏（微溫）。

- 性熱：胡椒、肉桂。

- 性涼：綠茶、蜂蜜、蜂王漿、啤酒花、槐花（槐米）、菊花、薄荷、膨大海、白芍、沙參、西洋參、決明子。
- 性寒：醬油、麵醬、鹽、金銀花、苦瓜茶、苦丁茶、茅草根、蘆根、白礬。

【說明】
1. 性平的食物一年四季都可食用。
2. 性溫的食物除夏季適當少食用外，其他季節都可食用。
3. 性涼的食物夏季可經常食用，其他季節如要食用須配合性溫的食物一起吃。
4. 性寒的食物儘量少吃，如要食用必須加辣椒、花椒、生薑等性溫熱的食物一起吃。

如何做到飲食的合理搭配

飲食最基本的搭配是一碗主食、一碗菜。菜裡面葷素的比例是 1：1，老人葷素的比例是 2：3 或 1：2。長期按這樣的比例搭配飲食，營養均衡合理，有益於健康，也有益於保持體型。

俗話說，「魚生火，肉生痰」。魚、蝦吃多了容易上火，肉吃多了，特別是偏涼的肉食吃多了容易生痰。所以各種葷菜同樣需要合理搭配。葷菜以牛肉、豬肉、雞肉為主，每週再吃 1～2 次魚或蝦，夏天每週吃 1～2 次鴨肉，冬天每週吃 1～2 次羊肉。這樣搭配，涼熱均衡合理，營養全面。

要吃時令的蔬菜，少吃反季節的蔬菜。另外，吃豆製品也

要注意，（少部分）豆製品在製作過程中加入了大寒的石膏或鹵水，所以豆製品偏涼，適合和溫熱、辛辣的食物一起吃。

一日三餐怎樣安排

「早餐吃好，中餐吃飽，晚餐吃少。」這是飲食常識。可是現在能真正做到的人卻很少。現在人們普遍都是早餐吃得少，中餐吃不好，晚餐最豐富，吃得好，吃得飽。

不論早餐吃什麼，營養一定要豐富，一定要保證足夠的蛋白質。因為經過晚上十幾個小時的空腹，頭天吃的食物的營養已基本耗完，早上及時補充營養才能滿足上午學習和工作的需要。早餐如果只吃饅頭、稀飯，營養就跟不上，一定要吃雞蛋、肉類補充蛋白質。

在外就餐的人，中餐往往不能保證品質。大家可以根據中餐吃的是什麼，用晚餐來彌補。如果中餐較清淡，晚上就可以多吃些牛肉和魚來補充營養；如果中餐營養豐富，晚餐就應清淡些；如果中餐吃的是寒涼的食物，晚餐就吃一些溫熱的。

晚餐擔負著對一天飲食的調整，以保證一天飲食的營養均衡。至於量多量少，要根據每個人的情況而定，要看晚上睡覺時間的早晚。現在人們睡覺普遍比較晚，有些人晚餐吃得少，到了睡覺時已經餓了，餓著肚子睡覺也會影響睡眠的品質，這種情況下，晚餐時可以多吃一些。有些人早睡覺，晚餐吃多了會撐得睡不好，那就少吃一些，並吃一些利於消化和吸收的軟、爛的食物。總之，晚餐吃多少都應根據個人的實際情況而定，以不影響睡眠品質為標準。

二、受寒涼的途徑

身體外部受寒涼

1、穿衣

（1）天冷了，衣服穿少了很容易受涼，特別是很多女士愛美，天冷了還穿短裙或只穿薄薄的褲子，這都極易受涼。

（2）氣溫不高，穿小可愛、超短裙的女士極易受涼。

（3）在空調房間裡穿細肩帶上衣、小可愛、超短裙以及不穿襪子的女士容易受涼。

（4）男士在空調房間裡穿背心、短褲的也極易受涼。

2、穿鞋

（1）赤腳走路或穿薄襪子在地上走，特別是在水泥地、大理石地面走極易受涼。地板地上長期穿薄襪子走路同樣也易受涼。

（2）冬天天冷，家中沒有暖氣，易受涼。

（3）夏天在空調房間裡不穿襪子，僅穿拖鞋或穿涼鞋極易受涼。

3、蓋被

（1）天冷了，被子蓋薄了極易受涼。

（2）不是大熱天，睡覺時露手臂、露背、露腿、露腳都極易受涼。

4、洗澡

（1）沒有習慣洗冷水澡的，洗澡時水溫偏涼極易受涼。

（2）洗澡後直接吹電風扇，時間久了極易受涼。

（3）洗澡後進空調房間，沒有及時添加衣服極易受涼。

5、洗頭

（1）洗頭後不及時擦乾、吹乾，吹涼風後易受涼。

（2）洗頭後不及時擦乾、吹乾，直接睡覺的會受涼。

（3）洗頭時滿頭都是涼涼的洗髮精，卻在做頭部的按摩，時間較長極易受涼。

6、其他

（1）躺在冰冷的地上極易受涼。

（2）坐在冰冷的地上、金屬凳子上、石頭上易受涼。

（3）淋雨後沒有及時換衣服、保暖、祛寒者，極易受涼。

（4）在車上睡覺極易受涼。

（5）躺在出風口睡覺或電風扇對著身體吹睡覺極易受涼。

身體內部受寒涼

1. 經常吃冷飲、喝冰水、喝冰飲料、吃冰塊的人，是直接給身體內部降溫，時間長了對身體的傷害是最大的。

2. 不分季節長年吃水果、長年吃反季節蔬菜，也是身體受寒涼的重要途徑。

3. 吃冰鎮的水果寒濕更重。

4. 經常吃冷飯、冷菜的人同樣身體易受寒涼。

5. 一年四季都吃涼拌菜的人易受寒涼。

6. 長年喝綠茶、各種冷飲的人受寒涼較重。

7. 長年口含清涼潤喉片、清涼口香糖的人同樣易受到寒涼的傷害。

寒濕重的表現

身體有以下症狀或特徵，代表體內有寒濕：

1. 面色發白、發青、發暗、發黑代表體內可能有寒。顏色越是發暗，說明寒濕越重。

2. 舌苔發白，說明體內有寒濕。

3. 口腔反覆潰瘍，表明體內有寒。

4. 口臭時舌苔發白，表明體內有寒。

5. 咳嗽時痰是稀白的，表明體內有寒。

6. 流清鼻涕，表明體內有寒。

7. 流出的汗是涼汗，表明體內有寒。

8. 愛打噴嚏，特別是早上起來，遇風噴嚏不斷，表明體內有寒。

9. 感冒發熱時渾身感覺冷，說明體內有寒。

10. 經常腹痛、腹瀉，表明體內有寒。

11. 臉上長痘和斑，表明體內有寒。

12. 長濕疹、牛皮癬、白癜風，表明體內有寒。

13. 手、腳長年冰冷，表明體內有寒。

14. 腳踝浮腫，表明腎虛、腎寒。

15. 有四肢關節疼痛、頸肩酸痛、肩周炎、腰痠背痛等症狀，表明體內有寒濕。疼痛的部位越多，時間越長，表

明體內寒濕越重。

祛寒濕的方法

1. 血足是祛寒濕的根本

只要身體內血液充足，腎氣就足，就能保證血液循環的通暢，全身就會感到溫暖、舒適。寒濕在血液充足、血流暢快的環境下是無立足之地的。沒有了寒濕，就不會出現這裡疼那裡疼，也就不會長斑、長痘、長癬。

2. 運動後全身感到溫暖

經常運動、經常體力勞動及做家事的人，會感到體內的熱量大。這是因為運動生熱，起到了驅散寒濕的作用。但是，如果只是注重運動而體內的血液不足，運動後就會疲乏，抵抗力下降，寒濕就會乘虛而入，身體就會虛弱多病。

3. 適當出汗是祛寒的好方法

適當出汗可以祛寒。不管是運動後出汗，吃了溫熱食物後出汗，還是泡腳後微微發汗，都可以達到祛寒的效果。

4. 飲食祛寒

常吃辛辣、溫熱的食物可以祛寒。由於地理、氣候的不同，各地區都有適合當地的祛寒飲食習慣。如北方喜歡吃蔥、薑、蒜、辣椒、牛肉、羊肉，這些溫熱和高熱量的食物排寒；四川人喜歡麻辣；貴州人喜歡酸辣；湖南人喜歡炸辣；還有的人喜歡喝祛寒的藥酒等。雖然各有不同，作用都是祛寒、祛濕、保暖。

5. 熱療祛寒

熱療祛寒是自古人們就使用的古樸、自然、有效的祛寒方法

之一。有的用熱水袋，或加熱後的沙、石、鹽、石蠟熱敷；有的用艾條熏疼痛的部位，或在疼痛的部位或穴位貼上薑片或蒜片等再用艾熏；有的用祛寒的中藥液煮水泡、熏；有的用各種理療儀照射祛寒；有的用刮痧、火罐等祛寒。無論是在醫院還是在民間，都有一些祛寒的方法，這些方法在一定程度上都能緩解和治療因寒濕引發的各類疾病。

6. 快速祛寒濕法

這裡介紹的是我用得最多，也是我感覺祛寒濕十分有效的方法，推薦給大家，但限於成人使用。

方法和步驟如下：

1. 將生薑切成薄片，上鍋蒸熱、蒸軟後待用。

2. 夏季用 6 ～ 8 根清艾條（冬天用 8 ～ 10 根），到文具店買一個大夾子，夾住艾條，或用膠帶將艾條捆成一排，點燃。

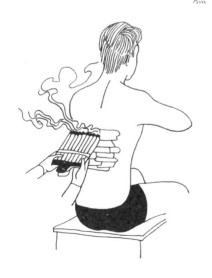

3. 將蒸好的薑片貼在後背上（如圖）。點燃成排艾條，保持離薑片半寸到一寸的距離，上下慢慢移動。通常熏 20 ～ 30 分鐘。當感到疼痛時可試著離遠一些。在初熏時，有的人會感到很明顯的燙、痛，那是因為經絡不通，大量的熱不能很快散掉；如果背後的經絡是暢通

的，即便整排艾條離後背很近也很少感到痛，只會有溫暖舒適的感覺。熏完後拿掉薑片，如果薑片下的皮膚上是濕的，而且生薑片也是

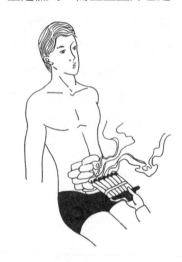

濕的，就說明身體內的寒濕

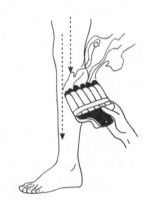

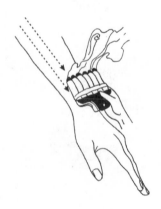

重。而身體內寒濕少的人，
在用大量的清艾條熏烤幾十
分鐘後，生薑片應該是乾脆
的，皮膚上也是乾爽的。

4. 在小腹及肚臍的周圍都貼上薑片（如圖），上下熏 20 ～ 40 分鐘。

5. 在雙小腿的外側、內側，從腳踝至膝部上下、來回各熏 10 ～ 20 下。（如圖）

6. 在雙手臂外側，外關穴的上下來回熏 10 ～ 20 下。（如圖）

一般經過一個小時左右的全身艾熏後，因為艾灸的溫熱使血液循環加快，患者會感到全身溫暖、舒適、放鬆，臉上及手上因寒濕重、經絡淤堵造成的暗灰色就會有所減退，臉色會變得明快、有光澤一些。

全身熏艾條的方法活血明顯，身體內血少的人熏後會出現胸悶、心慌、頭暈等不適的感覺。所以，年紀大的以及有嚴重疾病的人都不適宜艾熏，特別是不能熏背部及腿，要熏只能熏小腹至肚臍的部位，熏的時候如果感覺不適，就要停止。身體虛弱的人每次熏的時間都要縮短，以無不適為限度。作為保健，只能一個月熏一次。冬季是收藏的季節，最好不做全身的艾熏，只做腹部的艾熏為好。

身體寒濕重的人或身體比較虛弱的人，最好在熏艾條之前喝上一碗生薑紅棗桂圓羹，具體的做法是這樣的：大紅棗 10 粒，小紅棗 15 粒（去核）＋桂圓 10 粒（去核）＋生薑片 3 片，加水煮 15 分鐘後，放入食物調理機裡加工成稀糊狀，在熏艾條之前

喝下，能快速補氣血，並能明顯增加身體的熱量，這時再配合外部的熏艾條，身體內的寒濕很容易排出而又不傷身體。這種羹的熱量很大，平時是不宜喝的，因為極易上火，而在熏艾條前喝下，其溫熱隨著艾條的熱力很快散佈到全身，就不易出現上火的症狀。

肝火旺而又寒濕重的人，我一般是先讓病人吃下一條生泥鰍，再喝生薑、紅棗、桂圓羹，最後再做全身的熏艾條，這樣既袪了寒，又不會出現燥熱的現象。

因使用的艾條多，煙大，最好在廚房的抽油煙機旁邊治療，如果抽油煙機的排煙效果不好，可以找塊大一些的透明塑膠布黏在抽油煙機上，再罩在熏的人的背上、腹部，這樣煙就極易抽走了；還可以在家中的窗子上裝一個排風扇，在窗下做，煙也能很快排出房間；天熱的時候可以在陽台上或其他通風好的地方熏。記住：在家中排煙效果不好時，就不要勉強去做了，因為艾葉擴張血管明顯，呼吸進太多的煙味時，人會變得疲乏、無力。所以熏艾條時一定要在排煙效果好的地方操作，既能治療疾病又不會給身體帶來不適。

三、關於書中反覆提到的保健方法

熱水泡腳

每晚用熱水泡腳，可以說是最簡便易行的養生保健法，不僅給勞累一天的各個臟器送去最實在的關懷，而且有助於睡眠，提

高人體免疫力。

● 泡腳的工具

　　最好選用泡腳桶，到超市買高一些的塑膠桶就可以了。木桶雖然保溫效果好，但太沉，使用起來不方便。現在有很多電動泡腳盆，如果能做得高一些，像桶一樣深，那就更好了。

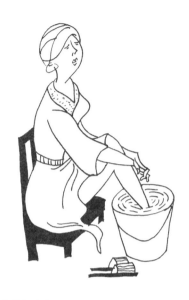

● 泡腳的時間

　　飯後半小時內不宜泡腳。泡腳一般選擇在臨睡前，一是方便，二是有利於睡眠。但如果平常有閒暇時間，特別是老人，可以在下午 3 ～ 5 點，也就是膀胱經的經氣最旺盛的時候泡腳，補腎的效果最好。每次泡的時間長短可因人而異，一般泡到全身發熱、微微出汗就算是泡好了。有的人要泡很長時間才會出汗，那就在泡腳的同時喝一些溫水或搓揉耳朵、梳頭、拍肩，就容易出汗了；有的人只泡幾分鐘就出汗了，那就將泡腳水的溫度降低一些，時間泡長一些，效果會更好。

　　泡完腳後要多喝水，及時補充水分。有的人泡腳時會讓全身出大汗，覺得這樣汗出透了舒服，其實只有在受涼感冒時可以用出汗排寒，平時不宜泡到出大汗，那樣對身體的傷害很大，久而久之身體反倒會變得虛弱。

　　如果受涼或感冒了，最好邊泡腳邊喝溫水或生薑紅糖水，讓身體內部多產熱，通過出汗把寒濕及時排出體外。

● **泡腳水的溫度**

視每個人具體耐熱的程度而定，剛開始泡時溫度可以低一些，然後再慢慢添加熱水，不斷加溫，泡到全身發熱微微出汗為止。

轉腰法

1. 兩腳分開站立，與肩同寬或略寬於肩，兩手臂自然下垂，兩眼目視前方。

2. 上半身保持正直，腿、膝也要伸直，不能彎。

3. 先將腰向左側送出去，然後再往前、右、後，順時針轉圈。整個過程要慢，雙肩不能動，雙膝不能彎，慢慢轉上 30 ～ 50 圈。

4. 要領同上，再逆時針轉 30 ～ 50 圈。

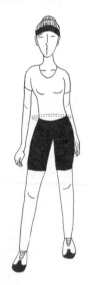

做的時候動作一定要慢，要連貫，並且呼吸要自然，全身要放鬆。在此過程中，你會感到內部臟器得到了很好的按摩，特別是胃、腸、肝、膽、小腹等。剛開始做時可以先左右各轉幾十圈，也就是幾分鐘的時間；再逐漸增加圈數，時間可以延長到一次半小時，旋轉的幅度也可以慢慢加大。

轉腰法最好在早晨及下午做，空腹時更好，做完後喝一杯溫開水。堅持半個月後，效果就會很明顯了。

轉腰法適合大多數人。每天轉動腰部，活動、放鬆、按摩內臟，能有效地改善各臟器的供血，對高血壓、糖尿病、心臟病以

及肝膽疾患、胃腸功能不好、腰背痠痛和各種婦科病等，都有很好的輔助治療作用。

扭腰法

此方法在硬板床上或在地板上鋪上墊子做，效果會更好。具體做法如下。

1. 仰臥，雙手與肩成一字形，雙腿併攏伸直。

2. 雙腿抬起，屈膝，與床成 90 度角。

3. 上身不動，雙腿向右側倒，直至右腿碰到床，再慢慢恢復原狀，接著向左側倒，直至左腿碰到床。

此過程雖然沒有直接鍛鍊到腰部，但雙腿的左右擺動最大限度地扭轉了腰，而且腰部的拉伸是在完全放鬆、沒有壓力的情況下進行的，這樣來回做上 100 下，對腰部有很好的按摩及疏通作用。此外，你還可以將雙腿抬高或放低，用不同的角度，左右大幅度地擺動雙腿，這樣能按壓到整個臀部。

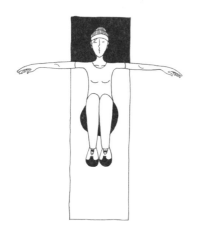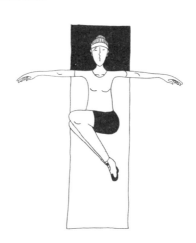

一般小腹部有毛病的人，如患有各種婦科病或者前列腺炎的，腰　部及臀部的經絡多數不通，而臀部的肌肉厚，按摩的效果總是不好，躺在硬板床上配合雙腿的擺動按摩，能有效刺激臀部不通、淤堵的區域。因此，腰不好及小腹部有各種不適的人，最好每天做上 1 ～ 2 次，每次不少於 100 下，只要常年堅持，就會收到意想不到的治療效果。

摩腹法

腹部按摩一般選擇在夜間入睡前和早上起床活動前進行，但要記得排空小便，洗淨雙手。

採仰臥位，雙膝彎曲，全身放鬆，左手按在腹部，手心對著肚臍，右手疊放在左手上，先順時針方向揉腹 30 ～ 50 次，再逆

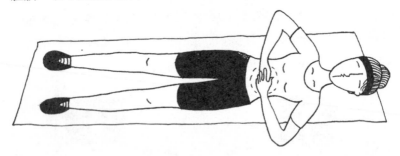

時針方向按揉 30 ～ 50 次。如此反覆多次進行。按揉時，用力要適度，由輕到重，緩慢進行，精力要集中，呼吸自然。此過程中如果腹內出現溫熱感、飢餓感，或產生腸鳴音、排氣等，屬於正常反應，不必擔心。

按摩腹部可疏通經絡，調和氣血，強健脾胃，使胃腸有通暢和舒服之感。對於胃腸有各種疾患的人，在配合食療的情況下，

堅持每天揉腹，持之以恆就會收到明顯的治療效果。

背部撞牆法

具體做法是：在離牆 10 ～ 15 公分處站立，全身自然放鬆，用背部向後撞擊牆壁，待身體彈回後再撞擊，約一秒鐘撞一下，並隨著節奏自然呼吸。碰撞的順序依次是背的上部、腰、下部、左右肩胛和左右側背，爭取整個背部全部撞到。撞擊時，動作要有力但不可過猛，保持協調均勻。

撞擊上背可以刺激到對應肺部的肺俞穴，對應心臟的心俞穴，及可以寬胸理氣的督俞穴以及理血、寬中、和胃的膈俞穴等；撞擊腰和下背可以刺激對應肝臟的肝俞穴，對應膽囊的膽俞穴，還有與健脾、和胃、化濕有關的脾俞穴等；撞擊左右肩胛上

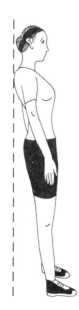

的穴位，對治療頭面部疾病、頸椎病、肩周炎有特效；撞擊背的側部，能夠寬胸理氣，治療肋間疼痛。此外，盡量挺胸撞擊頸肩部的大椎、風門等穴位，可以協助治療頸椎病和頸肩綜合症。

背部撞牆法雖然很簡單，但在鍛鍊的過程中也要注意循序漸進。一開始最好只做 5 ～ 10 分鐘，再逐步延長到 30 分鐘左右。一般撞擊幾分鐘後，就會有打嗝、放屁等情況出現，這是體內臟腑變得順暢、通氣的結果。撞擊到背部明顯發熱時，此處的各個穴位及其所屬的臟腑就都得到了有效的保養，從而可以極大地激發出身體防治疾病的潛能。因此，背部撞牆法特有的順氣通絡的

功效，不是簡單地做按摩推拿能夠替代的。

此外還要注意的是，年紀大的人一次只可以撞 3 ～ 5 分鐘，而對患有嚴重心臟病或尚未明確診斷的脊柱病以及內臟下垂、血壓過高或晚期腫瘤等病的病人，則不宜用此法鍛鍊。

撞擊背部時，還有少數人會有頭暈、頭脹、頭痛等不適的感覺，這是人體經絡調整過程中出現的正常現象，不要擔心，只要酌情控制撞擊的時間及力度，這些症狀就會漸漸消失。

實踐證明，只要堅持按照這種方法鍛鍊，都可以收到特別明顯的效果。有的人頸椎病、腰痛明顯好轉了；有的人治好了多年的慢性咳嗽；一些長期吸菸的人，通過對背部及肩胛下的肺底部的撞擊，排出了很多積痰；如果患上感冒，撞擊背部後會覺得症狀有明顯減輕。此外，此方法還有降血壓、治便秘、治哮喘、治失眠等許多意想不到的功效，甚至還能對矯正駝背起到輔助的作用。

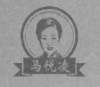

問性別

不論人類社會發展史多麼悠久，不論人口的數字多麼龐大，從性別來分，組成的人員無非是兩種：男人和女人。按年齡來分，則可以分為兒童、青年人、壯年人、老年人等。

男人、女人組成了這個社會最基本的元素，兒童、青年人、壯年人、老年人等不過是男人、女人個別的生長階段不同而已。

男人和女人，雖然生理結構上存在著不同，但對生存條件的需求是一樣的：都離不開空氣、陽光，都需要吃飯、喝水、睡覺，都要大小便……

無論男人還是女人，要維持生命的正常狀態，保持身體內各臟器功能正常運轉，身體內都必須具備充足的血液、暢通的經絡和適宜的溫度。

不論男人、女人，都逃避不了「出生→生長發育並逐漸強壯→逐漸衰退→衰老→死亡」這一必然過程。

中醫理論認為，人的生長發育是從腎開始的，人的衰老也是從腎開始的。有了腎臟的逐漸發育成熟，才有了男女第二性徵的

發育，才使得男孩、女孩的身體發生了改變，逐漸發育為成熟的男人、女人，也是由於腎臟功能衰退，性器官隨之衰退、萎縮，同時也導致全身其他各臟器相繼衰退、衰老，人也因此走向了老年。

隨著年齡的增長，人體的衰老是不可抗拒的一種生理過程。而衰老進程的快慢、臟器老化的程度，在不同的人之間，差異是非常大的。人體衰老的外在表現有髮白、齒落、耳聾、眼花、腰彎、背駝等等，這些表現也是因人而異，而這些區別是與腎臟功能的強弱息息相關的。

腎臟雖然掌管著人的生老病死，但腎臟畢竟只是身體內的一個臟器，它的職能就如一個單位的上級，主要工作就是統管全局、指揮全局。上級的工作能力、狀態決定著整個單位的盛衰，但上級與這個單位的職員的區別，也只是工作性質不同，管理的許可權不同。作為人，上級和職員對生存的需求是一樣的，都離不開吃飯、睡覺、大小便通暢，這是最基本的維持身體正常運轉的需求。

雖然腎臟在我們的身體中，所處的位置就如一個單位的上級，腎臟功能的強弱影響著整個身體的狀況，但腎臟和人體最末梢的皮膚、毛髮、指甲這些看似功能簡單的小器官，對生存的需求是一樣的。就是必須有充足的血液讓它們隨時吃飽，吃飽了才能有力氣去工作；必須有暢通的血管、經絡及其他通道，保證它們正常的營養供應、血氣運行、排泄的暢通，再配合適宜的溫度保駕護航。只有這樣，身體的各個部分，不論重要的腎臟，還是微不足道的毛髮、指甲，才能在獲得最佳生存環境的情況下保持

健康。

　　不論男人、女人，不論孩子、老人，只有保證身體內血液充足，經絡暢通，才能身體健康，精神飽滿，心情舒暢。

　　一旦身體內血液明顯減少、經絡發生淤堵，各臟器都會出現功能減退、衰老、衰竭的現象。不論男人、女人，不論孩子、老人都會因臟器的缺血、經絡的淤堵患上各種疾病。只不過因為男人、女人生理結構不同，孩子和老人身體所處的生理階段不同，會生不同的病，但萬病不離其宗，根本只有一個，這個「宗」就是沒有充足的、高品質的血液，就是經絡沒能保持通暢出現了淤堵。只要身體內存在這兩種狀況，且不論存在哪一條，都容易生病，生了病也不容易好轉，更不容易痊癒。

　　相對來講男人大多數身體比較健康，而且多數自我身體感覺良好。如有不舒服，年輕人多數是胃、腸道的毛病；中年人的毛病多數集中在高血壓、血脂偏高、血糖偏高、血黏度高等方面；老年男性多數是出現與各臟器缺血、功能衰退有關的一些病症。

　　相對男人來講，女人身體這不舒服那不舒服的比例要高得多，這與女人特定的生理結構有關。女人每月的月經導致身體內血液的流失，特別是月經量多的女性，普遍存在貧血現象，自然各臟器也就容易出現缺血症狀，各臟器功能也就會隨之減弱。而女人懷孕、生孩子，給孩子餵奶，都要消耗身體內的血液，加上結婚後的女性多數存在著流產、生產傷腎的經歷，更加重了女性身體的損耗。

　　為什麼女人比男人相對虛弱、多病？就是女人們的身體更容易處在缺血的狀態，加上女人總體來說又不如男人們能吃、能

睡，血液自然就不如男人旺盛了。身體缺血了，臟器的功能就弱，就易生病。

女人們天性愛美，這本是好事，可是現在很多人為了展示自己的美麗，不惜損害健康，一方面是大量使用各種化妝品，服用各種減肥藥，另一方面又很不注意身體的保暖，衣服越穿越少，越來越短，美麗「凍」人的情景四季都可隨處見到。受凍、受涼的結果就是身體處於低溫環境，造成血管、經絡遇冷收縮，淤堵的機率大大多於男人。

女人們患上各種囊腫、腫痛、癌症的機率大於男人，現在，甲狀腺囊腫、甲狀腺腫瘤、乳腺增生、乳腺腫瘤、卵巢囊腫、卵巢腫瘤、子宮肌瘤等等都呈普遍高發的趨勢，這都和上面說到的各種原因密切相關。

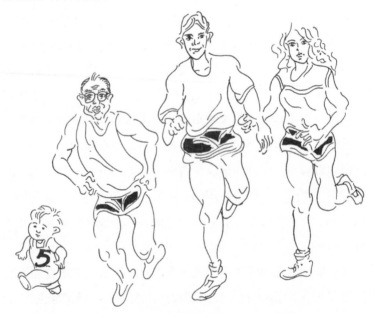

不論男人、女人，不論孩子、老人，只有保證身體內血液充足，經絡暢通，才能身體健康、精神飽滿、心情舒暢。

只要打開電視，翻開雜誌，打開報紙，各種媒體上都充斥著女性袒胸露背的畫面，女性露肩、露腿已經成為一種流行時尚。在現實生活中，越是重要場合，男人們穿得越莊重，西裝革履，將自己包裹得嚴嚴實實，女人們卻盡情地展示自己的「風采」，大冬天也要穿著薄薄的衣裙，只為了順應所謂的「慣例」。

其實這是對女性的一種不公平，是一種男人主導的欣賞趣味，進而對女性習慣造成的扭曲。很多女人，心甘情願地或者不得已地順應著這種習慣，並且陶醉於這種以健康為代價的虛榮中，不能自拔，結果會怎樣？結果就是各種疾病紛紛找上門來，造成漂亮顏容過早消退，漂亮的身材過早鬆垮、走樣，為了挽救美麗，她們又要想盡各種方法去進行彌補、補救，很多補救辦法往往又會傷害到身體，形成惡性循環。

女人要懂得珍惜自己的身體，只要懂得保護自己的身體，體質相對較弱的女人同樣也可以維持基本的健康，同樣會很少生病。女人有權利追求美麗，女人愛美沒有錯，因為愛美，女人顯得更可愛、更有魅力，但首先要弄清楚，什麼是美麗？我的回答是：健康的女人最美麗！追求健康和美麗的結合，這才是最值得女人努力去做的。

健康不僅是真正的美麗所不可缺少的要素，同時，健康也是女人幸福必不可少的條件，健康的女人是家庭和社會最大的財富。

女人進入老年後，與生殖系統有關的疾病發病率明顯降低，與老年男性一樣，易發的大多是與臟器缺血、功能衰退有關的一系列老年病。

孩子的疾病男女區別不大，孩子處於生長發育的階段，各臟器都比較嬌嫩，功能發育不完善，這時最易患上呼吸系統及消化系統疾病，感冒、咳嗽、發熱、扁桃體炎、鼻炎、氣管炎、哮喘及消化不良、腹瀉、便秘等，這些都是孩子的常見病。

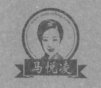

問年齡

　　判斷身體的健康程度，患病後身體會出現哪些反應，疾病康復大致所需要的時間，疾病會導致什麼樣的結果，年齡是很重要的參數。

　　如同感冒一樣，年輕人得了感冒，可能抵抗一下就過去了；中年人得了感冒；抵抗不過去，就要吃藥、休息才能康復；老年人感冒了，治療不及時，很可能還會引發肺炎，危及生命。

　　年齡與健康的關係，大致有以下規律：

　　0～35歲：是基本健康期，在這個時期的人們身體基本上是健康的，就是有一些小毛小病也可能很快就好，大的臟器疾病在這個年齡段出現得比較少。

　　35～45歲：是疾病的形成期，在這個年齡段的人們，由於工作的繁忙、家庭的壓力，上有老下有小，很多人身體會出現很多明顯的不舒服，經常是這裡痛、那難受，但去醫院檢查，醫生往往說沒病；一般稱此種身體狀況為亞健康狀態。

　　45～60歲：是疾病的爆發期，在這個年齡段的人們，去醫

院體檢時，有可能發現自己患上了多種疾病：高血壓、糖尿病、冠心病、腦供血不足、腰椎、頸椎退化等等。中年早逝的人、猝死的人，多數都發生在這個年齡段上，在這個年齡段上，工作的艱辛並沒有減少，孩子還沒有自立，老人還需要照料，而自己身體的各臟器在經歷了幾十年的磨損後，如果仍得不到調養及補充、修理，報廢的機率就大大地增加了。

60～70歲：是相對穩定期，這個年齡段的老人最大的優勢是有充足的時間照顧自己了，只要各臟器沒有嚴重的問題，身體在得到正確的調養後，身體狀況趨於穩定，很多老人在此年齡段煥發第二青春，重新獲得健康的感覺。

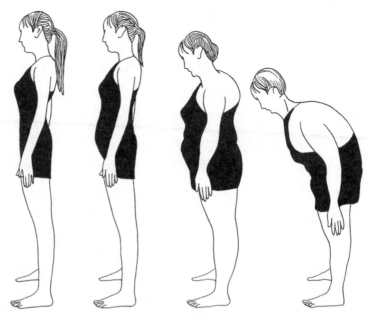

年齡與身體的關係。

70 歲以後：是身體機能全線衰弱的時期，畢竟身體為你服務了 70 多年了，各個部件老化嚴重，運轉很容易失靈，如不懂得保護身體的方法，很容易走上不歸路。

　　當一個人將年齡報給你的時候，你就會大致心裡有數了，他的身體已進入了一個什麼階段。只要是按上面說的年齡段患上類似疾病的，說明身體原來是健康的，只是由於時間的推移，身體的消耗不斷增加，氣血兩虧不斷加重，引起了各臟器因缺血、經絡運行不暢、身體內溫度下降，導致臟器功能的衰退、失靈。這時只要注重食療，注重保健，讓身體內部重新擁有適宜的溫度，暢通的經絡，充足的血液，各臟器在獲得了充足的養分、適宜的生長條件後，就可能重新獲得生機。

　　如果是提前患病的，說明你身體的消耗太多，過早地出現衰退的表現，那你一定要從生活中尋找原因，祛除各種不良習慣對身體的消耗，通過正確合理的飲食，保證充足的睡眠，身體還是會慢慢康復的。只是，患病越早的人，越說明小時候沒有保證充足的營養，沒有經歷過適度的體育鍛鍊。

　　一個身體底子較虧欠的人，才會早早的出現各種疾病，提前衰老。

問籍貫（或居住地）

　　中華民族地大物博，南北方的生活習慣和飲食習慣都會有很多的不同，一方水土養一方人，自然各地區的人患病的種類也會有區別。

　　南方四季溫差較北方小，多數較為炎熱，高溫季節長。南方普遍生長著各種寒涼的蔬菜、瓜果，還廣泛流傳著各種清熱解毒以及防暑降溫的食療方法，這些都是人們為與自然保持一種平衡採取的方法。可是南方人為什麼自古又流傳下來很多運用各種溫性的藥材、食物煲湯的方法來補益身體的例子呢？大熱天怎能給身體進補呢？其實這是南方人用溫性的藥材、食物，糾正長年的貪吃寒涼食物後對身體造成的傷害——以中和、抵消身體內的寒濕。

　　但由於空調廣泛的運用，現在的南方人真正能夠感受到的氣候炎熱已大大減少了，可很多南方人，仍抱著老祖宗留下的各種清熱解毒的食療方法和各種涼茶不放，長期待在空調房間裡卻又長年吃著寒涼的食物，使得身體內外一起受寒，結果就是身體內

的溫度下降，寒濕嚴重，經絡淤堵嚴重。所以很多南方人臉色都發青、發灰、發黑，這就是身體內寒濕重的表現，因寒濕重引發的各種關節性的疾病，各種疼痛性的疾病也時常發作。寒濕的特點就是極易凝聚、極易加重淤堵，造成各種良性腫瘤、惡性腫瘤發病率也越來越高。

北方，四季分明，一年中有半年的時間氣溫偏低，所以北方的冬季自古就以牛肉、羊肉、蔥、薑、蒜、辣椒、胡椒、馬鈴薯、洋蔥、白菜為主這些溫性的食物，給身體補充熱量，抵禦嚴寒。蘿蔔給冬季的人們帶來了維生素，帶來了消食化淤、順氣、理氣的功效，讓冬季的人們補而不燥。

而現在的物資極大豐富，南方的瓜果已成為北方人冬季常見的食物了。夏天才能生長的各種偏寒涼的蔬菜，也已走上北方尋常百姓的餐桌。在寒冷的冬季，北方人還在給身體內部降溫，造成熱量、能量儲備的大大減少。北方人中，像以前那樣強壯結實的人越來越少了。寒濕的大量侵入，同樣造成身體內的溫度下降，經絡淤堵，臟器功能下降，因此在現在的北方人中，疼痛性疾病，缺血性疾病，各種良性腫瘤、惡性腫瘤也有多發的跡象。

幾十年前，南方人和北方人由於地域不同，飲食習慣不同，南方人多數長得瘦小，臉色發暗；北方人多數長得高大，臉色白裡透紅，而現在的南方人、北方人，特別是現在的年輕人，僅從外表分辨，已不太容易看得出是南方人還是北方人了。不但在外形上已沒有了明顯的區別，疾病譜上也沒有了南北方的明顯不同處；不論南方北方，都是貪涼、寒濕重、經絡淤堵等因素造成了各種疾病普遍高發。

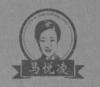

馬悅凌

問婚否

　　到了結婚的年齡就該結婚成家，這是人正常的生理需求，也是家庭穩定和社會穩定的一個重要因素。「家和萬事興」，男人和女人的結合，就是陽和陰的結合，陰陽平衡是身心健康的根本，「孤陰不長、孤陽不興」。

　　人的健康有身體的健康和心理的健康，到了結婚年齡遲遲不能結婚的人，心理上總存在著陰影、總存在著不暢、總存在著孤獨與煩悶，時間久了，不暢與煩悶會使身體產生淤堵。加上單身生活的人，生活經常是沒有規律的，當一個人生活、飲食沒有規律，經常餓一頓、飽一頓的時候，很容易造成胃腸功能的紊亂，患上胃腸方面的毛病，繼而造成身體內的氣血不足。

　　所以，人要符合自然規律，該成家的時候就該成家，而沒有成家的人，要學會照顧好自己，只要生活、飲食有規律，只要保持心情的舒暢，同樣也能健康長壽。

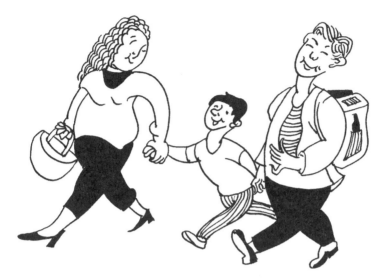

天倫之樂也是保證健康和諧的要素。

　　結婚成家的人，生活的責任大、壓力大，身體的消耗多，特別是結婚後的女人，懷孕、生孩子、餵奶、做人工流產手術等等，都是耗血、傷腎的，結婚後的女人自然最易患上的就是婦科病，就是腎虛、腎虧、氣血不足引發的各種疾病，所以補血、補腎是女人們的終生大事。

　　已婚的男人相對未婚的男人來講，因為生活有規律了，各種疾病的發病率反倒比單身男性都要少得多。

問職業

　　職業不同，對身體的影響及消耗是不同的。

　　經商的、開公司的、個體經營者，他們工作忙碌、瑣碎、應酬多、交際廣，生活很少有規律，吃飯餓一頓、飽一頓，這種人到了中年後身體普遍很差，身體機能全線下降。這類工作性質的人，如果身體已出現了明顯不適時，最重要的是放慢工作的節奏，減少身體的消耗，同時多吃易於消化的有營養的食物，保證充足的睡眠，否則，身體是會讓你自己給消耗空的。

　　教師、律師、營業員、演員等這些以說話為主要工作的人，也要特別注意保護身體。話多傷氣，氣虛人就沒精神，血上頭的力量就會不足，頭面部由於缺血，各種疾病患病率就高，而且由於腦部缺血、睡眠品質得不到保證，人會顯得越來越沒精神，抵抗力差，各種疾病就可能乘虛而入。我給以上工作性質的人的建議是：不要吃瀉氣的各種食物，寒涼的食物同樣也是引血往下行，一定要少吃；腿、足的按摩要少做或不做，多吃營養豐富的、搭配合理的各種新鮮食物，才能避免職業病的出現。

上夜班的醫生、護士、保全、列車員、夜店的工作人員等，由於長年上夜班，睡眠的時間和品質得不到保證，會造成抵抗力下降，同樣易患各種疾病。既然是由於睡眠不足導致抵抗力下降引發的各種疾病，那麼，想盡辦法補足睡眠就是從事此類職業的人必須做到的事。睡前用溫水泡腳，能促進睡眠，提高睡眠的品質，多吃補血的、易消化的食物，使體內的血液充足，也能提高睡眠的品質。

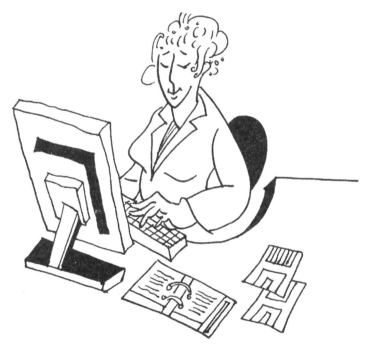

長期在電腦前工作的人，一定要多吃有營養、易消化的糊狀食物。

長期在電腦前工作的人們，工作的性質必然是久坐，而且眼睛長時間盯著螢幕。久視是傷肝的，是耗血的，長期在電腦前工

作的人們，臉色往往都是不太健康的，不是發白就是發青。這類工作性質的人數現在已是越來越多。針對這種情況我的建議是：首先，工作之餘一定要到室外呼吸新鮮空氣，多到室外活動、運動；第二，要加強食療，多吃補血、補腎的食物，因為活動量少，所以胃腸對食物的消化、吸收能力就弱。從事腦力勞動的、電腦前工作的人們，一定要多吃易於消化、燉得爛一些的食物，還可以儘量將有營養的食物打成稀糊狀來吃，減輕胃腸的負擔，食物容易被消化、吸收，這樣才能隨時補足血液，才不會讓身體一直虧下去。

長期在密閉的中央空調環境裡工作的人們，由於總處在相對缺氧的、污濁的空氣環境下，身體內部同樣也是污染嚴重，血循環不暢。我們都有這樣的體會：去商場或超市，或地下商場購物時，時間一長，人就會有頭暈、胸悶的感覺，再看看那裡的營業員，臉色幾乎很少有白裡透紅的，大多臉色難看，長斑的人也很多。在這種工作環境下生活的人們，工作之餘一定要常到室外活動，到大自然中讓自己多呼吸新鮮空氣，回到家以後，千萬別再躲到空調房間裡了。平時的飲食一定要多吃新鮮的、易消化的食物，少吃添加各種人造成分的食品，從各方面對身體進行保護，同樣能夠對身體進行有效的補救，使身體少生病或不生病，保持健康。

農民、經常從事體力勞動的人，體內熱量大，出汗多，身體內的消耗大，一定要多注意肉食的補充，很多體力勞動者身體內普遍缺血，特別是農民，身體內營養狀況普遍差。但農民有他們自己的優勢，能呼吸到新鮮的空氣，能吃上自己種的、自己養殖

的污染少的食物，而且不存在上班的時間限制，壓力要比城裡工作的人輕，他們在農閒時飲食可以清淡一些，但農忙時一定要加強營養，多吃各種肉類，才能抵住身體的消耗，才不會在農忙過後病倒。

農民患病多數是營養不良造成的，而給身體提供充足的能量，是身體保持健康的根本，很多農村人因為過分節儉，造成長期營養不良，患上了各臟器缺血性的毛病，他們不了解注重飲食調養就能治病，生了病之後，賣掉家裡的雞、雞蛋、豬，用換來的錢去買藥，結果病沒看好，往往還人財兩空。一般情況下，體力勞動者如果加強營養，臨睡前用溫水泡腳，放鬆疲勞一天的身體，保證充足的睡眠，是不容易患上大病的。

問身高

　　成年人長得高大，給人的感覺健壯、健康，長的瘦小，感覺與體弱、多病相連。

　　確實，一個人個子能不能長得高大，與遺傳因素及他小時候的營養狀況、體育鍛鍊有直接的關係。先天足，後天營養好，經常參加體育鍛鍊的孩子，普遍發育良好，身體長得高大、結實；而先天不足，後天營養不良，又缺乏體育鍛鍊的孩子，普遍長得瘦小，發育不全面、不強壯。

　　雖然身高與遺傳有一定的關係，但我們經常可以看到這樣的景象，夫婦兩人都長得高大，可他們的孩子卻沒有超過父母，甚至十分矮小瘦弱；父母兩人都偏矮小，可他們的孩子卻長得高出他們許多。

　　身高是由孩子在生長發育階段幾個因素共同決定的，一是營養狀況，二是能否保證充足的睡眠，三是心情是否長期受壓抑，四是是否經常參加體育鍛鍊，五是遺傳因素。

　　從身材的高低是大致能看出一個人成年以前的身體狀況的，

但這也只是一個方面的參考。另一方面，我們也發現，真正長壽的老人卻多為那些身材矮小、偏瘦的老人，為什麼？為什麼先天不足、後天營養不良、缺乏鍛鍊、而長得瘦小的人卻容易長壽呢？

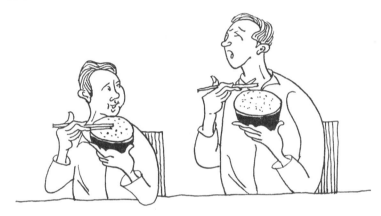

「你可要比我多吃一碗，否則你的身體會缺血的。」

真正的原因是出在飲食上。

個子高大的人，身體內的血管要長，身體內的臟器要大，連皮膚的面積都要比瘦小的人多出許多，這樣，個子高大的人如果與個子矮的人吃同樣飯量的飯，那麼個子矮小的人吃進去的食物而生成的血液，很快就容易佈滿全身，全身各臟器的正常運轉就有了保障。

個子高大的人，血管那麼長，身體消耗也多，血液分布下去，真正供應臟器的，能被臟器利用的就少了，自然在吃同樣的飯，飯量相等的情況下，大個子身體內的臟器就不易吃飽，久而久之，大個子的人各臟器的功能就會下降，自然患病的幾率就要

多於小個子。所以，大個子的人的飯量只有比小個子的飯量大，才能滿足身體的需要，才能保證健康、長壽。

一次，一位188公分的中年男士患上了頭暈的毛病，心臟也不適，到醫院檢查，什麼病都沒有，可就是老心慌，動不動頭暈，特別是突然站立後頭暈明顯。他說以前自己是運動員，身體可棒了，現在工作忙，沒時間運動，沒想到身體虛成這樣，而且頭髮花白，頭髮掉得也厲害，頭頂上都沒頭髮了。我問起他的飲食、飯量的情況，他說以前做運動員的時候飯量大；現在在單位上班，消耗的少，飯量就減少了，每頓就是一碗飯，而且以素食為主，主要是擔心活動量減少後，再多吃葷食不容易消化。

針對他的情況，我告訴他：你身體這麼高，血管要比別人長，臟器要比別人大，維持身體正常運轉的營養需求也比別人大。不論你工作性質如何，你都要保證充足的飯量；運動量少了，消化能力減弱了，只需要「將食物燉爛了吃」，多吃糊狀的有營養的食物，就能隨時補充身體內的血液。你現在身體感到的不適，就是體內血少造成的。

你的個子高，要增加飯量，運動量少時儘量做到「將食物燉爛了吃」，這樣利於消化；如此堅持下去，體內就不會缺血了。當身體有能量後再去做適當的運動，更加利於食物的消化，就走上了良性循環的路了，自然不會輕易患上缺血性的疾病了。

大個子當然也可以做到健康長壽。他聽了我的建議，先是將食物切碎了吃，同時少食多餐，只過了幾天，心臟不適、頭暈的毛病就明顯緩解了。

問體重

　　隨著年齡的不斷增長，一個人的體重也在發生著變化。老人的體重普遍比年輕時要重出許多，如果讓老人們回憶一下，他們感覺最健康的時候是什麼樣子的？他們都會說，年輕的時候人長得瘦瘦的，渾身都是勁；隨著年齡的增長，體重慢慢也增加了，身體卻變得越來越差了。

　　很多人會有這樣的體會，我整天忙的很，身體感到很疲勞了，可怎麼還一個勁的長肉？我怎麼吃的已經很少了，可為什麼還越來越胖？胖不是吃出來的，這是大家的共識，很多胖子的飯量比瘦子要少得多。用胖子的話說：「我們喝水也長肉。」所以，只要不是能喝、能睡、飯量大造成的肥胖，身體發胖都是「身體虛、身體內血少、身體內寒濕重」造成，而引發身體發胖的真正原因還是由身體受寒濕引起。

　　吃的油脂類多而缺乏運動，造成脂肪的堆積，是大家都能理解的，所以面對胖子，大家都會勸他少吃肉、多運動。是有不少的胖子控制飲食、增加運動，身上的脂肪少了，可不運動，不控

制飲食，很快又胖了，所以減肥一直是個比較艱苦的事。

　　大家其實沒有從根本上認識到「人為什麼會發胖，為什麼別人也吃這類東西，或瘦子比胖子吃的油脂類的食物還多，可人家卻不胖」。

　　根本原因是：胖子體內濕重、寒重，不利於脂肪的燃燒。用爐子打個比方，爐子裡需要添加各種燃料才能保證爐火的不滅，當往爐子裡添加的木柴、煤塊都是乾燥的時候，這些燃料很快就被燃燒利用了；一旦添加的木柴、煤塊是濕的，木柴、煤塊還要吸收爐子裡的熱量來焙乾它，才能燃燒起來。

　　這道理就像你大塊地吃著牛肉、豬肉，吃完後又將冰鎮的飲料、寒涼的水果填進了肚子裡，就像剛給爐子裡添了木柴、煤塊，又接著往爐子裡灑冷水，木柴、煤塊自然不能燃燒。

　　如果你的工作是體力勞動，或是你愛好運動，運動是產熱的，是加速血液流動的，這時體內的寒濕隨著熱量的增加、血液循環的加快而蒸發了；沒辦法燃燒的能量有了乾爽的環境，自然會燃燒起來，就不會發生脂肪的堆積，所以胖子一開始的運動是有效的、是可以透過運動讓身體內溫度升高，燃燒掉多餘的脂肪的。

　　只要以後不再貪吃寒涼的食物、冰鎮的飲料，使體內一直保持乾爽、溫暖的環境，再吃下去各種高脂肪的食物，只要不過量，都能被及時地燃燒和利用，就不會再發胖了。但是現在的人們，不知道這個道理，當運動減肥成功後，並沒有斷掉寒涼的食物，這樣體內又重新回到陰冷、潮濕的環境後，肥胖又捲土重來了。

在西方國家，大腹便便的人是很普遍的，他們大量地吃著牛排、奶油、乳酪這些高熱量的食物，卻又大口喝著冰啤酒、冰飲料，吃著霜淇淋，這是肥胖好發的很重要的原因。所以肥胖的比例要比東方人多得多，這就是飲食搭配不合理造成的。

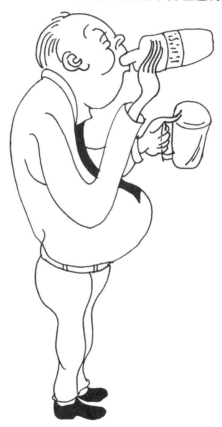

很多胖子都是虛胖，是身體寒濕重的表現。

冰箱發明後，肥胖的人急劇增多，當冰箱開始普及，胖子的人數越來越多了，再加上反季節的蔬菜、水果的大量消費，冷凍

食品越來越多，人們吃的食物越來越寒涼，而人們體力勞動、體育鍛鍊的機會越來越少，能給身體增溫的機會不斷減少，能量在體內不具備燃燒的條件，只好堆積在體內，堆積在皮膚下，堆積在血管內，堆積在臟器內，能不造成臟器的功能低下嗎？能不造成經絡的淤堵、百病叢生嗎？

所以，一個人開始發胖了，身上的脂肪多了，排除了是因為吃得過多、消耗過少而造成的肥胖。一個可能的原因就是你身體內寒濕重了，這時就要注意，不要再讓冰鎮的食物進入身體了，不要再吃反季節的蔬菜、水果了，不要再吃冷凍保鮮的水果了，同時多運動產熱。按序言裡介紹的各種祛寒濕的方法祛除身體內的寒濕，當體內的溫度升高後，就能燃燒多餘的脂肪，你身上、肚子上的贅肉就能慢慢地減少。

其實，減少的不只是你見到的贅肉，血管裡的脂肪也燃燒了，血脂也可以降到正常標準，臟器內的脂肪燃燒了，臟器內的淤堵減輕，臟器的功能恢復了，身體健康了，人也變得有精神了。

我的三本書（《不生病的智慧》、《溫度決定生老病死》、《父母是孩子最好的醫生》）出版後，很多人反映，按照我書中的方法去吃，發現最明顯的特點是：少吃寒涼的食物後，身上的肉不再那麼鬆軟了，特別是腹部的脂肪不那麼鬆垮了，而是收緊了。

隨著少吃寒涼食物，多吃補血、補腎的食物，再用書中的方法祛除身體內的寒濕，人在能量補足後，體重有的反倒明顯減輕，有的人體重沒有明顯減輕但人卻顯得瘦了，那是因為身體的肉變緊了、變結實了。

問腰圍

　　腰圍與體重是相連的，腰圍大的人，體重都偏重，腰圍小的人體重都偏輕。

　　只要大家注意觀察，平時貪吃寒涼食物的人，隨著年齡的增長，腰圍增加得特別快，這是因為寒涼食物直接傷了脾胃，傷了腎臟。脾胃喜暖，腎臟也如此，只能補，不能瀉。溫熱食物多數是補，寒涼食物多數是瀉。貪吃寒涼食物的人，身體寒濕重的人，普遍肚子大，這就是違背了「補」和「瀉」的常識造成的。

　　為什麼常常參加體育鍛鍊的人肚子不容易大，那是因為在運動的過程中，體內的熱量增高，通過排汗，排出體內的寒濕，使體內的寒濕不容易越積越多，也就不易引起胃及腎因寒而造成的虛弱。

　　現在的人因為生活條件、工作條件改善，體力勞動越來越少，很多人貪戀室內的舒適，到室外運動也越來越少，因體力勞動或鍛鍊產熱、出汗祛寒濕的幾率越來越少，而貪吃冰鎮食物的人越來越多，一年四季大量吃寒涼水果的人越來越多，到了天冷

的時候還在吃著夏季蔬菜的現象可以說是非常普遍，所以現在肚子大的人隨處可見，有的年輕小夥子也挺著大肚子，還自以為是福相。

　　其實這些人身體內寒濕已經很重了，再不注意避免寒涼，脾胃、腎臟進一步地受傷，多病、減壽就是必然的結果，腰圍大就是高血壓、高血脂、高血糖病人常會出現的特殊體形。

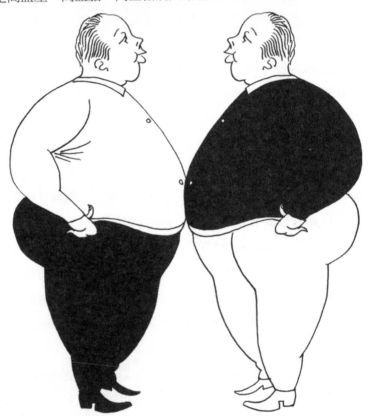

大量貪食寒涼食物可能導致肚大、寒濕重和腎虛。

我發明的用 10 根清艾條熏全身的方法，熏之前再喝一碗生薑、紅棗、桂圓羹，給身體內外同時加溫，先熏背後，再熏腹部，再熏腿、手臂。操作者手拿著 10 根艾條一直上下循環地熏，一個多小時熏下來，是以最快的速度給患者全身升溫、除濕的有效辦法。在熏的時候，只要貼生薑片熏的，生薑片下經常會滲出水來，身體內濕重的人滲出的水多數都是冰涼的水。

　　我幫助做過全身熏艾條的胖子，讓他們在治療前後查血脂、血糖、尿酸、血黏稠度，都會發現明顯的變化。血黏稠度高的 1 ～ 2 次就能降到正常。由於家庭血糖儀使用方便，我經常給患者治療前後測血糖，治療後，血糖能降 2 ～ 5 個單位，也就是說熏之前血糖是 10mmol/L，熏之後能降到 5 ～ 8mmol/L。我有一個病人熏之前測的空腹血糖 12.1mmol/L，治療後，還是在喝了一碗生薑紅棗桂圓羹後的一個多小時，再測血糖降到了 5.8mmol/L；也就是說，通過我的內外加熱，讓他身體內的溫度升高、濕氣蒸發，留存在血管內的血脂、血糖燃燒起來，血糖降到了正常。

　　只要是平時貪吃油脂類的食物，又貪喝冰鎮飲料，運動又少的人，運用全身熏艾條的方法能較快、有效地降血脂、降血糖、降尿酸。這些人的身體是有能量儲備的，只是不具備燃燒的條件，你用外力給了他燃燒利用的條件後，自然留存在血管內的能量很快就被利用了起來，血管內污染減少了，各種指標紛紛明顯下降。

　　以後不再貪吃寒涼的食物，平時多增加運動，或經常用全身熏艾條的方法驅寒濕，就不容易再出現肥胖及高血糖、高血脂、

高尿酸的現象。

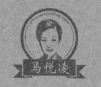

問血壓

血壓是否正常是人身體是否體健康的一個標誌。正常的血壓是 120 ～ 130/80 ～ 90mmhg。

血壓的正常值受年齡、性別、體位、運動、情緒等因素影響而有所變化，新生兒的血壓最低，以後隨著年齡的增長，血壓也會逐漸升高。體位、運動、情緒對血壓的影響只是臨時性的，注意休息、放鬆情緒，就能很快緩解；如果是持續性的血壓偏高，就是身體內生病了。

血壓中的高壓高，也就是收縮壓高，代表的是身體內的總血量少，心臟往外打血時，因為血量少，所以要加大力氣去將少量的血儘量地往全身輸送。高壓高的人，多數都是身體內氣血兩虧，很多的老年人都是以高壓高為主，而低壓多數正常或偏高。出現這種情況，一定要加強營養，多吃易消化的、補血、補腎的食物，多吃糊狀食物，吃上一段時間，當身體內血液補足後，持續的高壓就會慢慢地降到正常。

血壓中的低壓高，也就是舒張壓高，代表的是血管內的阻力

大，心臟往外打血時，由於血管管腔的收縮或內徑的變窄，心臟往外打血的時候阻力大，舒張壓就升高了。單純低壓偏高的人，多數是中年人，多數是因為身體內寒濕重使血管、經絡收縮，外部壓力增大。

最快捷的治療方式就是用艾條熏全身驅寒濕、通經絡，並在飲食中注意少食寒涼的食物，儘量避免過度使用空調，只要是能堅持長期每晚用桶泡腳的人，低壓多數都會趨向正常。在泡腳的過程中，全身發熱，血液循環加快，血管擴張，血壓就會隨之而下降。

如果是收縮壓和舒張壓都高，說明你身體內不但血少、血虛，同時身體內的寒濕重，這些人中有很大一部分人同時還會伴有高血脂、高血糖、高尿酸，說明你身體的各個臟器在長期缺血及寒濕重的情況下，各個臟器的功能都很虛弱。

這個時候的治療是食療補血、補腎、祛寒濕同步進行，只有對身體進行全方位的調理，你的身體才會血液充足，血液運行輕快，各臟器才能在吃飽、吃好後功能恢復正常，血壓、血脂、血糖、尿酸等都會慢慢的降為正常。

血壓低於正常值的人，往往是氣血兩虧之人，注重飲食的調養，要儘量避免吃寒涼的食物，吃的食物一定要做得細、爛、軟，這樣才利於食物的消化、吸收，這是補足氣血、升高血壓的根本之法。

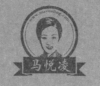

問脈搏

　　脈搏就是心跳的次數，正常的脈搏是每分鐘 60 ～ 80 次，低於和超過這個數字都不屬正常。

　　孩子的心跳次數是最快的，隨著年齡的增長，會逐漸減緩，老人一般是每分鐘 60 次左右。

　　人在運動的時候心跳會加快，可達每分鐘 100 多次；人在發熱的時候心跳是加快的；人在激動的時候心跳也會加快。如果成年人平時的心跳次數總在 90 次以上，說明這人身體內的總血量是少的。總血量少，心臟只有加快它的跳動，將少量的血儘量向全身分布。但如果總血量總是補不上來，也就是每天的飲食總做不到足夠的量、足夠的營養，長期讓心臟過度跳動，心臟肯定會累出病來。

　　早搏是心臟累的一個信號，心臟累了，想休息一下了，就出現了跳跳停停，所以心臟次數跳得快的人、出現早搏的人，都是心臟在提醒你它累了，它沒有吃飽，沒有得到充足的血液供應，這時的人們應該注意休息、注意加強營養了。飲食方面，要多吃

易於消化、營養合理的食物，以便儘快透過食物補足血液，減輕心臟的負擔。

而隨著年齡的增加，老人的心跳越跳越慢，那是因為心臟衰老了，沒勁了，跳不動了。而引起心臟衰老、沒勁的原因除了心臟得不到充足的供血沒吃飽外，還有一個原因就是心臟每時每刻泵的這個血液，隨著年齡的增長也出現了變化，血液裡的雜質越來越多了，血液重了，心臟打血更費力了；此外，身體內的寒濕加重後，寒濕自然加重了血液的重量，而且寒還易使血液凝滯，更加重了心臟泵血時的負擔，心臟每天都要很費勁地去泵這種又沉又重的血液。這能不讓心臟感到疲勞嗎？

血裡雜質多了、血裡寒濕重，血管內腔就會越變越窄，血管的管腔變小後，心臟往血管裡打血的阻力就會增大，時間久了，心臟同樣也會累壞的。

身體是有預警功能的，心臟的預警就是用心跳跳得快、跳得慢、心痛、心悶、早搏、房室阻滯等等症狀來提醒你，而你對各種的信號並沒有及時地處理，心臟仍沒能吃飽、仍沒能改善勞累的工作狀態，心臟累了、沒勁了、跳不動了、越跳越慢了，最後的結果就是停止跳動。

脈搏的跳動顯示的是心臟的工作狀態，只有身體內血液充足，用食療補足血液，心臟就能隨時吃飽，才能有勁工作。而改善心臟的工作環境，就是減少血液裡的雜質，減輕血液的黏稠度，減少血液裡寒濕的成分，讓沉重、黏稠的血液變得輕快起來，就能讓心臟工作的輕快、省勁，就不會把心臟給累壞了。這是需要我們在平時少吃污染重的食物、食品，少吃寒涼的食物，

身體少受寒涼；而動脈硬化、血管內腔的變窄同樣是血的污染重和血寒、血濕造成。

我們每個人要重視、關注每日送進嘴裡的食物，儘量地保證食物的新鮮、安全、污染少。少吃寒涼的蔬菜、水果，少喝冰的飲料，同時多吃當地、當季的利於消化、營養豐富的食物。平時注意對身體的保暖，有空多到室外活動，增加身體的熱量，促進血液循環，保證充足的睡眠。

身體內自然氣血充足，經絡通暢，各臟器的功能都能運轉正常，心臟的功能就不會出現各種異常的表現，脈搏自然跳動的是不快不慢，有節律、有力量。

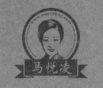

問血糖

　　血糖的數值是否正常，標誌著胰腺功能的好壞。空腹血糖正常範圍是 3.9 ～ 6.1mmol/L。

　　正常人進餐後，約 1 小時血糖達 7.8 ～ 8.9mmol/L，最高不超過 10mmol/L，正常餐後兩小時血糖範圍是 3.9 ～ 7.8mmol/L。

　　血糖升高了，代表著胰腺分泌的胰島素相對不足了，代謝不了糖了，使糖無法轉化為人體能運用的能源，糖留存在了血管裡，血裡的糖分增加了，血糖就升高了。

　　任何疾病，只要不是先天性的疾病，只要是在中年、老年才發生的疾病，都與身體的退化、衰老、磨損有直接的關係。而發生這一切又都與身體內的血液虧虛、寒濕較重、經絡不通密不可分。

　　為什麼胰腺分泌的胰島素減少了呢？為什麼胰腺應該完成的工作沒能很好地完成？原因就在於胰腺的生存環境發生了變化。

　　當胰腺的血液供應減少後，胰腺的功能自然下降；當胰腺周圍的血管和經絡淤堵、不順暢了，胰腺的供血不能及時保證，胰

腺的代謝產物不能及時排出，自然胰腺的功能就隨之下降，應該分泌的胰島素的量就會減少，對糖的代謝能力就下降了，血糖自然就升高了。

我在《溫度決定生老病死》這本書中介紹了糖尿病的治療，當空腹時血糖升高了，意味著身體內總血量少，這時要以加強食療、加強營養為主；如果是餐後血糖升高，意味著體內的寒濕重，經絡淤堵了。

我在前面介紹腰圍的時候介紹過，只要是血糖升高，而這種人平時飲食吃的油脂類食物偏多，又貪吃寒涼食物，用全身熏艾條的方法能夠快速袪除身體內寒濕，使身體內環境乾爽起來，堆積在血管內的血脂、血糖、尿酸等，當具備了燃燒利用的條件時，就能很快燃燒，並被身體利用、吸收了，血中的血脂、血糖、尿酸等都會隨之減少。

但有些人，全身熏艾條治療後，血糖不降反升，這種人是身體沒有能量儲備的人，這些糖尿病人，多數平時以吃素食為主，或病的時間長了，吃了大量藥物，身體已氣血兩虧。這種人全身熏艾條後，血液流動加快，血液分布到四肢、末梢的多了，內臟反而空虛了，更加重了內臟的缺血，這時血糖就會升高。

遇到這一類的病人，必須告訴他們加強營養，注重一日三餐的合理搭配，多吃易於消化的補血、補腎的食物，儘量少做按摩，也不適宜做全身的艾熏，運動量要少，最多是到室外散步。

只有注意食療補足氣血，不吃寒涼的食物，保證充足的睡眠，當血液補足一些後，再一月做一次全身的熏艾條，袪除身體內的寒濕，才能慢慢穩定住他們的血糖、血脂、尿酸。

餐前、餐後血糖都偏高的人，說明體內不但氣血兩虧，同時身體內寒濕重、經絡有淤堵的現象。這時必須全方位地對身體進行綜合治理，只有身體內氣血充足，胰腺周圍的經絡通暢，胰腺能隨時得到充足的血供，胰腺才能發揮正常的功能，才能隨時分泌出充足的胰島素代謝人體的能量，只有這樣，血糖才不會升高。

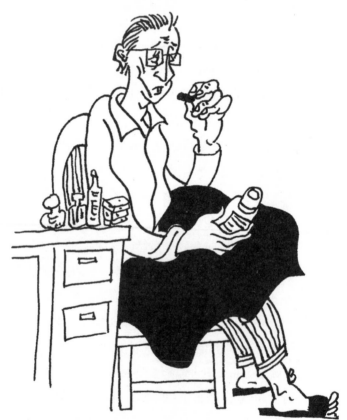

身體內氣血充足、經絡暢通的人不會成為藥罐子。

血糖偏低的人，往往是氣血兩虧之人，加強營養，不吃寒涼食物，多吃細、軟、爛、易於消化、易於吸收的食物，就能慢慢改善低血糖的狀況。

問血紅素

血紅素代表著身體內單位面積裡血的濃度，也反映著身體內血的品質。血紅素是習慣稱呼，現在統稱為血紅蛋白，它是評價病人是否貧血的一個重要指標。

各種原因造成的血液丟失和減少，使得血紅蛋白低於參考值時即為貧血。女性 12 ～ 16mg/dl，亦有人採用 11 ～ 15mg/dl，男性 13 ～ 18mg/dl，亦有人採用 12 ～ 17mg/dl。

血紅素正常，表明營養狀況不錯；血紅素低，有可能是氣血兩虧。血紅素不能太高，太高代表血液太黏稠，同樣對身體不利。

血紅素偏低的人，也就是貧血的人，多數都是久病之人，身體虛弱。這種人快速補血的途徑就是儘量將有營養的補血、補腎的食物儘量打成稀糊狀來吃，多吃易於消化的牛肉、豬肉、雞肉，多吃補血效果好的鱔魚、固元膏，儘量避免受寒涼，儘量不吃寒涼屬性的食物。保護好胃腸，增加胃腸的消化、吸收能力，是快速補上血液、補上高品質血液的根本。

同時經常到室外散步，每晚堅持用溫水泡腳，不但利於血液的循環，幫助胃腸的消化、吸收，也能提高睡眠的品質，並一定要保證充足的睡眠時間，慢慢地貧血症狀就能得到糾正。

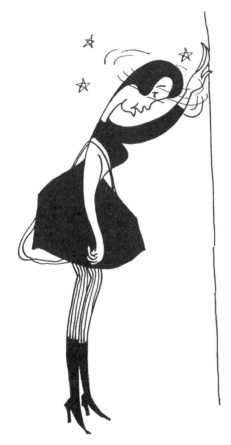

貧血的症狀只有靠好好吃飯來從根本上加以解決。

血紅素明顯高於正常值的人，血液黏稠，血液運行緩慢，多數身體內寒濕重，最好的方法就是避免一切寒涼，按總論中介紹

　　的各種祛寒濕的方法治療，能很快祛除寒濕，讓血液變得輕快起來，也能讓血液高黏稠的狀態得到緩解。

問對自己身體的評價

1、健壯、精神飽滿不知疲倦；年輕時身體好現在開始走下坡路了；一直病病歪歪

標題說的這三種狀況，就是我們最常見到的不同體質的人。

健壯、精神飽滿不知疲倦，是最讓人羨慕、讓人最想擁有的一種健康狀態，擁有這種狀態的人，通常富有朝氣、能吃能睡，他們身體的應變能力強，適應能力強，餓一頓不會馬上感到頭暈眼花，累了倒下或坐著隨時就睡，隨時補充能量。

這種人有很多人都是工作狂，他們自信自己的身體條件能同時應付很多的事情，但畢竟都是人，不是神，這種超負荷的運轉，會讓他們的身體出現虧空。周圍的人習慣了他們的精力旺盛，他們自己也不會太多關注自己的身體。他們往往是在進入中年後體檢時查出有器質性的大毛病，但畢竟他們身體底子好，是因為消耗過多得的病，這時只要注重身體的休息，保證充足的睡眠，注重飲食的合理搭配，補上充足的血液，身體恢復起來要比一般人快得多。

但如果這種人查出患上了器質性的疾病，卻還像過去一樣拚命地工作，飲食沒有及時調整，營養沒有及時補充上，沒有足夠的血液去修復受損的臟器，只是想靠藥物來治癒疾病，那麼這些人的結果就很可怕，猝死的人、中年早逝的人往往就是這種人居多。

年輕時的身體好，現在開始走下坡路了，這種情況很普遍，是屬於正常範圍內的。他們的身體是有底子的，只是隨著時間的推移，身體的老化，身體的磨損才讓他們開始生病了，而糾正老化、糾正磨損最好的方法就是補足充足的血液，讓血脈暢通起來。各臟器在獲得了充足的血液、暢通的經絡、適宜的溫度後，功能都會漸漸恢復。

一直病病歪歪的人，這種人也占了相當的比例。他們從小就反反覆覆地生病，從不知健康是啥滋味，工作不能累著，吃飯不能隨隨便便，睡覺睡不踏實，做任何事總是感覺心有餘而力不足。

這一類人的壽命往往並不短，因為他們一生從不過多的消耗自己，總是從各方面照顧自己，不照顧不行，稍不在意就生病，所以這類病病歪歪的人，小毛病不斷，但真正大的器質性毛病倒不多。這種人如果能在飲食和各方面都注意的話，是完全可以帶著小毛病長壽的；但如果這種人喜歡去吃藥，整天泡在藥罐子裡，不從增強自身體質的角度上下功夫，總靠藥物來治療自身的各種小毛病的話，這種人到老了就很可怕了，有可能各個臟器輪流衰竭，晚年的生存品質是非常差的。

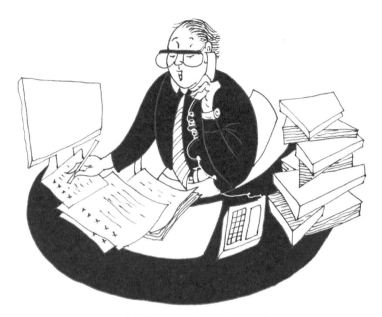

工作再忙，也別忽視了自己的身體。

2、精神狀態（良好、稍差、萎靡）；思維清晰（清晰、偶爾糊
塗、經常糊塗、糊塗）；反應靈敏度（靈敏、較靈敏、有時
遲鈍、遲鈍）

　　精神狀態是否良好，思維是否清晰，反應是否靈敏，是身體
精、氣、神的一種外露。只有身體內部血液供應充足，身體內部
的臟器功能正常，身體內部和諧，人的精神狀態才能保持良好，
人的思維才能保持清晰，人的總體反應才會靈敏。

　　隨著年齡的增長，隨著身體內氣血不足的加劇，各臟器功能
就會隨之下降，人的精神狀態就會出現萎靡不振，人的思維就會
不清晰，記憶力差、糊塗，反應就會變得遲鈍。

所以人外在的精神表現，是由身體內部的狀況決定的，只有保證身體內部總處在適宜的溫度、暢通的經絡、充足血液的環境下，並保證充足的睡眠，身體各臟器隨時都能運轉正常，我們每個人才會擁有良好的精神狀態，才會擁有清晰的思維，才會反應靈敏，到老也不糊塗、不遲鈍。

3、體態（胖、偏胖、瘦、偏瘦、不胖不瘦）；肚大（大、偏大、不大）；腰板（挺拔、駝背、挺不直、挺直了累、多久了）

其實，一個人的體態能反映出這個人的年齡和身體狀況，能反映出這個人是否已衰老。

當我們遠遠地看到一個人時，我們可能看不清他的五官，也看不清他臉上有沒有皺紋，但我們卻可以通過這個人的體態大致判斷出這個人有多大年齡。

如果遠處的這個人體形不胖不瘦，勻稱、肚子不大，腰板挺拔，你就能感覺到這人的年紀不大，身體不錯；如果遠處的這個人體形偏胖、肚子大，給你的感覺這人像個中年人；而遠處的這個人如果體形臃腫、鬆垮、駝背，說他是一位老年人大概不會有多大錯的。

所以偏胖、肚大、駝背是衰老的象徵，只有腎臟的衰老才會引起我們身體的外形發生這一系列的變化，而要想讓你的體態勻稱、挺拔，就要保護好你的腎臟。隨時給腎臟補上充足的能源，讓腎臟隨時吃飽、休息好，這樣腎臟就能富有活力，就能減緩腎臟本身的衰老，我們就能做到青春常駐，老而不衰。

小孩的駝背，年輕人的駝背，都是腎氣虛弱的表現，只有祛

除寒涼，避免寒涼，才能保住腎氣不衰，再注重營養的及時補充，保證充足的睡眠，多到室外活動，駝背是能夠糾正的。

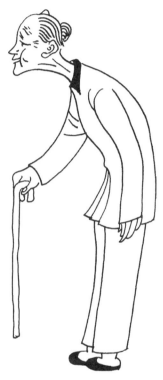

駝背的人往往是腎虛之人。

　　如果一個人從前是挺拔不駝背的，慢慢地發現自己腰板挺直感到累了，因此挺不直的時候，其實這是身體在提醒你，你的腎臟功能開始走下坡路了，你一定要注意保護腎臟了，要注意休息了；而當你又能恢復抬頭挺胸時，說明你腎臟的功能已慢慢恢復，說明你最近身體的狀況不錯。

問小時候的身體狀況

1、出生是剖腹產、順產、足月產、早產？

順產、足月產，代表著生產時的順利、正常，代表著母親的身體健康，母親身體健康，才能順利地產下足月的嬰兒。

早產和剖腹產都不是正常的分娩過程，既影響母親，也影響嬰兒。可以說，剖腹產和早產的孩子相對順產和足月產的孩子，都存在一些先天不足。

早產的孩子先天發育、營養狀況都有些不足，這類孩子出生時體重都較輕，非常虛弱，各臟器的功能發育都欠全面，特別是呼吸系統和消化系統，極易患上肺炎、胃腸功能紊亂的毛病。稍大一些，這類孩子極易患感冒、咳嗽、氣管炎、哮喘，也極易出現吐奶、腹脹、腹瀉等情況。

早產的孩子，如果在後天的餵養上能夠盡心，孩子還是可以在充足血液的滋養下，使各臟器得到很好的發育的。如果這孩子後天餵養沒跟上，或這孩子胃腸功能一直偏弱，胃口不好、挑食、不好好吃飯，這類孩子長大後大多數都會瘦瘦弱弱、病病歪

歪。

剖腹產的孩子，孩子多數還是足月的，但由於母親在生孩子的過程中經受了剖腹的大手術，很容易造成氣血兩虧，多數奶水少、奶水稀，這類孩子如果後天的餵養沒有及時跟上，或母親的身體狀況沒能得到改善，餵給孩子的奶水品質得不到保證，孩子很容易出現氣虛、血虛的症狀，導致孩子易驚、多汗、胃口不好、便秘、免疫力低、注意力不集中、多動等。

我在《父母是孩子最好的醫生》這本書中詳細地介紹過，剖腹產產後的母親只有及時補足氣血，才能讓自己的奶水營養豐富，氣血充足才不會讓你的寶寶出現氣虛、血虛的症狀。

母親剖腹產後應多吃補血、補氣、補腎的食物，特別是採用了橫切口剖腹產的女士，身體恢復要比豎切口的人恢復得慢，而且體質差、患病率高。一定要多對傷口進行熱敷、理療，堅持兩個月，促進盆腔內的血液循環，能有效預防各種婦科疾病。

只有母親的身體狀況儘快復原，才能有優質的奶水去養育小寶寶，《父母是孩子最好的醫生》這本書詳細介紹了產後一周、二周、三周、滿月後都應該吃怎樣的食物，才能讓母親的身體儘快復原，才能讓小寶寶吃上氣血充足的奶水，使小寶寶健康少生病。大家可以參考閱讀。

如果剖腹產的孩子母親的身體狀況一直沒有得到改善，孩子吃著氣虛、血虛的奶水長大，就會出現上面說的各種症狀。這類孩子上學後，明顯的特徵是注意力不集中、多動、睡眠品質偏差，學習成績一般或偏差。而孩子如果能按《父母是孩子最好的醫生》中介紹的孩子餵養方法去調整，保證氣血充足，孩子還是

能夠健康成長並取得優異成績的。

2、出生時大致的體重？

出生時的體重是衡量一個孩子在母體內發育是否正常、營養是否充足的一個很重要的標誌。東方國家的孩子出生時的標準體重一般為 3000 公克，少於 2500 公克的孩子多數都存在著先天發育不足、營養不良。

如果拿一個出生時 2000 公克的孩子，與一個出生時 4000 公克的孩子相比，一般情況下，出生時 2000 公克的孩子身體弱、難餵養、易生病；而出生時 4000 公克的孩子就比這 2000 公克的孩子體質強、好餵養、不容易生病。

只要是先天不足的孩子，只有在餵養上下功夫，充足的血液是能彌補孩子的一些先天不足的，這類孩子在添加輔食時一定要慢慢地添加，吃糊狀食物的時間也要延長。

2 歲之前不要吃固體的食物，只有保護好孩子的胃腸，減輕胃腸的負擔，才能保證氣血的來源，只要家長能夠細心地做好孩子每日的飲食，保證營養豐富、保證食物的新鮮、污染少，不要給孩子吃零食，不要給孩子喝飲料，水果只能吃當季、新鮮的，虛弱的孩子是能夠用正確的食療方法，讓身體漸漸強壯起來的。

同時一定要保證孩子到室外玩耍的時間，保證孩子充足的睡眠，這樣孩子是能夠擺脫先天不足的陰影的。

3、餵母乳的時間

餵母乳時間長的孩子，身心發育都優於餵母乳時間短的孩

子。

母乳是小寶寶最容易消化、吸收的食物，而在吃母乳的過程中，孩子最容易獲得心理上的滿足。

國外曾做過調查，發現餵母乳時間長的孩子，EQ和智商普遍超過餵母乳時間短的孩子。所以，只要母親身體狀況允許，餵母乳的時間不能少於一年，如果母乳一直比較充足，完全不要斷奶去給孩子喝牛奶，繼續再給孩子餵下去，多餵幾年是完全可以的，以前的人，很多都是吃母乳吃兩三年的，還有更長的。

而在餵母乳的過程中，只要孩子生病，母親完全可以調整自己的飲食去給孩子治病。我在《父母是孩子最好的醫生》這本書的第七章「寶寶最好的藥是媽媽的奶水和細心」中寫到：

當寶寶總是哭鬧、夜驚時，母親不要吃瀉氣的食物，不吃寒涼的食物，不做瀉氣的按摩，多吃補血、補腎的食物，寶寶吃上了品質好的、氣血足的母乳後，睡眠品質會明顯改善；當寶寶總是吐奶、腹瀉的時候，說明小寶寶體內有寒，母親停掉一切寒涼的食物，多吃溫熱性質的食物，寶寶吃了溫熱性質的奶水，就能溫暖寶寶的胃腸，同時注意小寶寶的保暖，寶寶就不易吐奶、腹瀉了；當寶寶濕疹重的時候，母親停掉魚蝦，停掉寒涼的食物，多吃補血、補腎的肉類、性平的食物，慢慢地孩子的濕疹就會得到控制……

而人工餵養長大的孩子，相比母乳餵養的孩子就失去了這麼多的優勢，相對難帶一些，更易患上消化不良的毛病。

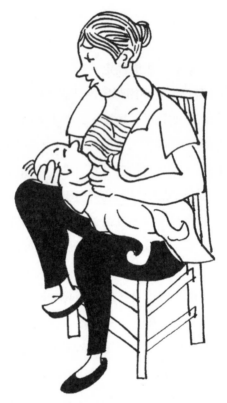

母乳是孩子最好的糧食。

4、有無先天畸形、先天性疾病？

　　患有先天畸形、先天性疾病的孩子，是真正輸在健康起跑線的孩子。

　　他們的臟器從一開始就沒有發育好，這些沒有發育好的臟器將來最易反反覆覆地生病，容易提前衰老，甚至衰竭。但只要注意後天的營養補充，保證充足的睡眠，保證孩子室外玩耍、運動

的時間，只要孩子能做到氣血充足、經絡通暢，這些孩子也能與健康的孩子一樣正常的生活、學習。

畢竟患有先天畸形、先天性疾病的人群只占很小的比例，只要懷孕的母親自身沒有重大疾病，懷孕期間遠離有害物質的傷害，儘量避免服用各種藥物，是很少會生出先天畸形、先天性疾病的孩子的。

5、小時候的身體狀況如何，患過哪些病？

小時候的身體狀況如何，患過哪些病，會影響一個人一生的身體狀況。

健壯的人、不知疲倦的人、充滿活力的人，幾乎都有一個健康、結實的童年，而那些一直病病歪歪的人，多數是從出生後就小毛病不斷、抵抗力弱的孩子。

任何事情都有自己的因果關係，有因才有果；患病更是因果關係，沒有任何一種疾病會莫名其妙地降臨到你的頭上，得任何一種病，必有原因。

我在《父母是孩子最好的醫生》第27頁，「懷孕前調理好月經，保證孩子一生的健康」這一節中寫到：

患有痛經的女性，如果沒有治癒，懷上孩子後，出生的孩子容易睡眠不好，愛哭鬧，黃疸重、濕疹重，容易吐奶、腹瀉，還動不動就感冒、咳嗽、哮喘，很容易過敏，有的孩子還會患上腎炎等。

為什麼有痛經的女性，生的孩子容易患上以上這麼多的疾病？因為痛經的病因就是腎虛、腎寒，身體內的寒濕重。平時貪

涼、愛吃涼，容易造成痛經。

痛經沒有治癒，懷孕了，那孩子是吃著母親寒涼的血液長大，孩子的體內先天就寒濕重，生出來後就是一個寒性的體質，而寒涼傷得最重的臟器一個是腎臟，一個是脾胃，一個是肺，自然孩子就易患上與這些臟器相關的各種疾病。

我在《父母是孩子最好的醫生》中就詳細地告訴了大家，想要懷孕生孩子的女性，在懷孕前按照書中教的方法從各方面避免寒涼，祛除身體內的寒濕，治癒痛經後再來談要孩子。

如果你已經懷上了孩子，那你在整個孕期中，按我書中教的食療及保健方法去做，同樣能祛除身體內的寒涼，改善你血液的品質，讓腹中的胎兒不再受寒涼；如果孩子已經出生，那你再按書中教的方法，改變你的飲食習慣，多吃溫熱的食物，用溫暖、品質高的奶水去糾正孩子寒涼的體質；如果孩子已經添加了輔食，如果孩子已經自己吃飯了，你再按書中教的方法，對孩子送進嘴的每種食物嚴格把關，不讓寒涼食物再進入孩子的體內，同時注意孩子的穿衣、穿鞋，晚上蓋好被子，避免孩子受涼，孩子先天帶出來的虛寒體質，是完全可以通過飲食和生活中的細緻照顧給徹底糾正的。

在《父母是孩子最好的醫生》這本書中，我從懷孕前、懷孕期、孩子出生後的哺乳期、孩子斷奶後的餵養，這四個時期詳細地告訴了做父母的，怎樣通過合理飲食、正確的生活方式一步步地去掉可能對孩子身體造成傷害的習慣，幫助孩子走出先天不足的陰影，重新找回失去的健康。

如果一個痛經的女性，沒有治癒痛經就懷孕了，在懷孕期間

不知寒涼對自己、對孩子將帶來終生的傷害，繼續在孕期貪涼，吃大量寒涼的食物，等孩子出生後，一個多病、難帶的孩子就擺在了你的面前。

如果你仍不知病因，仍吃寒涼的食物，你的奶水繼續寒涼，孩子的病就不會好。孩子大一些了，父母仍不知寒涼食物對孩子身體的傷害，繼續給孩子吃寒涼的食物，這些食物陪伴孩子長大，寒涼體質從小到大都沒得到糾正和祛除，孩子的睡眠往往都不好，愛哭鬧，這些孩子長大後仍然睡眠不好，注意力不集中、學習吃力、性格不穩定。

因為體質寒涼而黃疸重、濕疹重的孩子，長大後容易患上各種皮膚病。因體質寒涼容易吐奶、腹瀉的孩子，長大後胃、腸的消化吸收能力同樣會比較差，氣血兩虧、抵抗力弱，各臟器功能發育不全，一生都可能病病歪歪；動不動就感冒、咳嗽、哮喘的孩子除了吃寒涼的食物外，最大的一個特點就是愛踢被子，而這些習慣都沒糾正，孩子長大後仍然會延續鼻炎、氣管炎、哮喘的毛病，久而久之，心肺功能都會下降；很容易過敏的孩子長大後極易引發過敏性的鼻炎、過敏性哮喘、過敏性的皮膚病，抵抗力弱、敏感、適應能力弱；有的孩子還會患上腎炎，這類孩子的腎臟發育不完善，可能一輩子都不會強壯，極易患上與腎有關的各種疾病……

以上我只例舉了身體寒濕重的女性所生的孩子易患上這麼多的疾病，在《父母是孩子最好的醫生》這本書中我還告訴了大家，女性可以通過觀察月經週期是否提前或推後、月經量大小的情況，判斷自己身體是氣虧還是血虧。

　　例如：月經週期總是提前的女性，多數氣虛，表現為身體素質差，面色發白、說話聲音低，人總感到疲乏，非常愛睡覺。這類體質的女性，如果在懷孕期間體質沒有得到改善，或有的女士在懷孕期間吃的瀉氣食物多或做的腿、足的按摩多，生的孩子同樣也會氣虛，愛睡覺，流口水，而且多數胃口不好，從小到大很少能大口大口的吃飯，容易出現便秘、感冒、咳嗽等病症，還容易患上鼻炎、過敏。

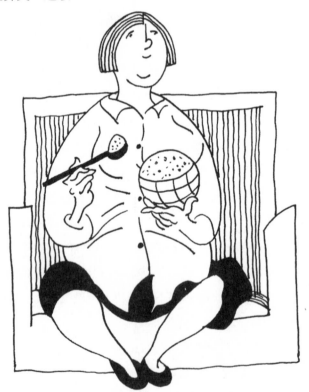

孕婦一定要少吃大寒的食物。

如果月經週期總是推後的女性，或每次月經量多的女性，或有過節食減肥經歷的女士，身體內往往血的總量少，這類女性如果在懷孕期間血少、血虛沒有得到改善，生的孩子多數體質虛弱，長得瘦小，睡眠不好，小時候愛哭鬧，稍大一些時多動，注意力不集中，上課總愛做小動作。

　　不論是氣虛或血虛的女士，只要在懷孕前或懷孕期間能認真地做好食療、補足血液，孩子只要在母體內能獲得高品質的血液，是完全可以避免以後患上各種疾病的。

　　當每個孩子的家長都能按我書中教的方法一步步去做的時候，你就是給了孩子終生都受用的身體好底子，孩子長大後自己生活了，也能在生活中及飲食中採取正確的方法，這個孩子就擁有了健康的身體，而一生的快樂、祥和、富足會隨之而來的。

　　《不生病的智慧》、《溫度決定生老病死》、《父母是孩子最好的醫生》是我之前寫的三本書，我本人最鍾愛《父母是孩子最好的醫生》，將來想要孩子的人們，已有了孩子的父母，請你們認真按書中介紹的各種愛孩子的方法去做，真正做到「帶好孩子其實很簡單」中介紹的4點，你就是在為孩子治療現在的病、預防未來的病；你就是每天都在給孩子的生命銀行裡不斷地存錢，將來你的孩子自然會擁有健康的身心。

6、小時候吃飯狀況，食欲好、食欲差？

　　食欲好的孩子，自然吃得多，自然身體內的血液相對充足，自然各臟器的發育情況就比較良好。

　　食欲差的孩子，普遍吃得少，身體內的血液量也就相對不

足，身體內的總血量少，各臟器的供血相應就少，臟器發育自然受限，身體抵抗力就弱，就易生病。而這種狀況若一直延續到孩子長大成人，那這個人就可能終身病病歪歪，體質虛弱。

我在《父母是孩子最好的醫生》這本書中第五章「父母是孩子真正的營養師」中，就詳細地告訴了大家如何保護孩子的脾胃，如何通過飲食調理脾胃，介紹了各種的食療方法，還介紹了「扎四縫、開胃口」的具體操作方法，以及在孩子臨睡前給孩子輕輕地做從腳到頭、到背、到腹的按摩。這能幫助孩子全身放鬆、幫助孩子胃腸的消化，利於孩子的睡眠，提高睡眠的品質，直至能明顯的提高孩子的體質，增進孩子的食欲，再配合不可缺少的室外鍛鍊，每個孩子都可以做到健康、快樂地成長。

7、小時候胖、瘦？

小時候胖，相對來講營養狀況不錯，但這裡所說的胖只是相對的偏胖，如果是過於肥胖的孩子，就是病態了。

我在《父母是孩子最好的醫生》這本書中，「小胖子是媽媽一手餵出來的」一節中說到了三種錯誤的餵養方法會造成孩子的肥胖；例如大量給孩子餵米飯，而菜、肉吃得很少，那麼長年吃菜滷泡飯、湯泡飯的孩子極易發胖；只喜歡吃肉，不喜歡吃蔬菜的孩子，如不及時糾正，很容易發胖。

用正確的餵養方法帶出來的孩子都應該是健康的，不胖不瘦的。過於肥胖的孩子其實都是偏食的孩子，這種孩子身體存在著很大的隱患，如果不糾正孩子的飲食習慣，肥胖沒有得到抑制，長大後這些孩子如果依然肥胖，他們就可能會用各種摧殘身體的

減肥方法去減肥，這自然就更加重了對身體的傷害。肥胖本身給身體帶來的負擔，加上不當的減肥辦法給身體帶來的傷害，帶給身體的負面影響是雙倍的，所以我們看到，肥胖的人很少有長壽的，道理就在這裡。

瘦的孩子，只要是飯量正常、身體發育良好、很少生病，就沒有什麼大問題。而過於乾瘦的孩子，吃飯不正常，我在《父母是孩子最好的醫生》中也介紹了治療這類病症的方法，只要及時糾正孩子的飲食習慣，調理好孩子的胃腸，孩子的吃飯改善了，營養補足了，體質增強了，也就很少生病了。做到了上面這些，孩子是會很快長肉的，是不致於太乾瘦的。如果是太瘦而又常常生病的孩子，長大後，他們的胃、腸消化吸收能力仍然會不足，仍然會顯得虛弱，容易生病。

8、小時候經常參加體育鍛鍊嗎？

小時候經常參加體育鍛鍊，經常參加勞動的人，身體素質、體能、適應能力、身體的耐受力，都遠遠超過了小時候沒有參加體育鍛鍊、很少勞動的孩子。

經常參加體育鍛鍊，同時營養全面能及時地跟上、能及時補足的孩子，一般都是健康、健壯、身體全面發育的孩子，這種人就是我們見到的年輕時精力充沛，中年時仍能不覺疲倦的人。

如果孩子經常參加體育鍛鍊，或自小參加重體力勞動，但營養並不能及時補充、能量不能保證充足，那麼這類孩子的身體往後的前景並不樂觀，到了身體開始走下坡路的30歲左右，他們同樣會多種疾病纏身，就因為他們當初過早地消耗了身體，消耗

了身體的能量。

　　形成了鍛鍊習慣的人，是非常熱衷於運動的，一是習慣成自然，二是他們認為只有鍛鍊了，身體才能擁有以前的活力。他們總認為身體虛弱是與缺乏鍛鍊有關，並沒有意識到營養和睡眠的重要性，因此也不懂得及時運用食療及補足睡眠讓身體恢復。

　　這種人到後來的結果就是各臟器的嚴重缺血、功能減退、衰竭，這也就是為什麼打小就進行專業體育鍛鍊、長大後成為職業運動員的人中，長壽的並不多的原因。但同時也要看到，這種人只要在進入中年後能做到以靜養和食補為主，是能慢慢糾正身體的消耗，減緩各臟器進一步衰老的速度的，只要方法正確，這些人一樣能擁有健康的晚年。

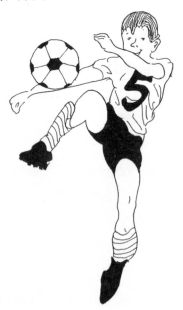

運動後的孩子，營養一定要及時跟上。

從小沒有經常參加體育鍛鍊的經歷，沒有經常參加體力勞動的孩子，長大後弱不禁風的人比較多，稍重一些的體力勞動，加班、加時的工作後，他們很快就會顯得力不從心。他們適應能力差，這種人一輩子都得穩著點生活，才能讓他們平平安安地活到老；面對超負荷的工作和生活的壓力，他們往往難以承受，時間一長，他們中的很多人都會重病纏身的。

9、體育成績：常常不及格、偶爾不及格、都及格、普遍良好？

　　小時候體育成績良好的孩子，多數都是體質好、發育良好的孩子；小時候體育成績差，常常不及格的，多數都是體弱多病、身體虛弱的孩子。

　　以前的孩子，室外玩耍的時間長，上體育課都精力充沛，生龍活虎。很少有不愛運動的孩子，體育不及格、不達標準的孩子也不多。現在的孩子，室外玩耍的時間越來越少，上體育課例如

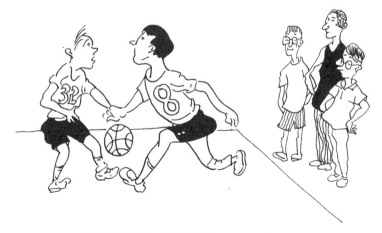

現在熱愛運動、有時間運動的孩子越來越少了。

打球，很多孩子都是在旁邊看看，稍稍玩玩，真正投入運動的孩子已越來越少，所以現在孩子的體能越來越差，體育不達標準的孩子也越來越多，真為這些孩子的將來擔心。

10、食指根部外側有青筋、無青筋、青筋色深、色淺、青筋超過 2 公分、青筋小於 2 公分？

中醫的望診裡自古就有看小兒虎口食指青筋的形與色來診斷疾病的。

前人將小兒食指三段關節命名為「虎口三關」，食指自下而上的第一節稱為「風關」，第二節稱之為「氣關」，第三節稱之為「命關」。食指內側的皮膚薄嫩，青筋易於暴露，很容易觀察。

醫書中介紹，青筋色鮮紅者，多屬外感風寒表徵；色紫紅者，多為熱徵；色紫黑者，多為血絡鬱閉，病情危重；色淡者，多屬虛徵；色滯暗者，多屬實徵；色青者，多見於驚風，亦出現於多種痛徵。

青筋在風關之內者，說明孩子的病很輕；青筋已入氣關者，病就加重了，切不可大意了；青筋達命關者，病情嚴重了；青筋一直伸延到指甲端，即所謂「透關射甲」，預示病情危重，需及時送醫院了。

以上是透過觀察食指上的

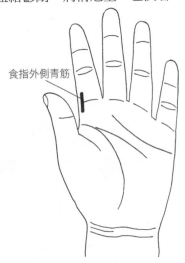

食指外側青筋

食指根部外側有青筋。

青筋變化，來判定孩子身體狀況的一些方法，可成年人也有人食指上有青筋存在。只要是小時候常常患病的，食指上的青筋就會反反覆覆地出現，如病因沒袪除，疾病沒治癒，這條青筋就會一直留存在食指上，所以觀看成年人食指上有無青筋及青筋的長短，就可以知道這人小時候大致的身體狀況了。

食指上幾乎沒有青筋的人，或只有隱隱的一些，長度不超過 2 公分，說明這人小時候身體不錯，胃腸消化吸收的功能也不錯；如果這人食指上的青筋超過 2 公分，有的人還不止一條青筋，說明這人小時候的身體很弱，常常生病，同時代表著這人消化吸收能力差，氣血兩虧，因食指是與大腸經絡相連的。

只要是食指上有明顯青筋的人，由於胃腸的消化能力較弱，多數都存在氣血兩虧，這種人飲食一定要注意，注意保護腸胃，少吃寒涼、難消化的食物，儘量做到飲食有規律；儘量做到吃的食物新鮮、安全、污染少；儘量將食物做得細、爛、軟，減輕胃腸的負擔，就能讓我們的「後天之本」一直處於良好的工作狀態，確保血液生成的這條道路通暢。

11、小指根部有青筋、無青筋、青筋色深、色淺？

小指根部外側出現青筋，代表著先天腎氣不足、腎寒重。這與母親的身體寒重，母親懷孕期間貪吃寒涼食物多有直接的關係。

這類孩子容易膽小、夜驚、遺尿，易患腎炎，經常腿痛，還容易患上鼻炎、中耳炎以及血液方面的疾病。小指根部外側的青筋越長、越深，孩子的病情就越重。

　　有一個孩子，就因為他母親懷他的時候，吃了大量寒涼的水果，導致這個孩子生下來就寒濕很重，吐奶、腹瀉、肺炎，後來注射了慶大黴素，耳朵就聾了。究其根本，就是這孩子先天的腎臟受到寒涼的傷害，腎開竅於耳，腎氣較弱，耳朵自然就發育不良，藥物的毒副作用中，對耳朵的傷害在這個孩子的身上就被放大了，自然孩子的耳朵在受到藥物的傷害後就聽不到聲音了。

　　有一個孩子，生下來後一直體弱多病，感冒、咳嗽、發熱不斷，用藥自然也沒中斷過，6歲時被查出患上了白血病，一年後孩子去世了。原來這孩子的母親是「冰棒美人」，每天都要受寒涼的傷害，孩子是吃著母親寒濕重的血液發育的，又是吃著母親寒濕重的奶水成長的，自然身體內寒濕重，腎氣又弱，再加上長期的用藥，更加重了對腎臟的傷害，小小的生命就過早地夭折了。

　　所以只要是孩子小指有青筋或孩子鼻樑、眉頭上有青筋，都代表孩子先天的身體內寒濕重，這類孩子的飲食一定不能再吃寒涼的食物了。同時儘量少用消炎藥，儘量少輸液，因為這些只能加重孩子身體內的寒濕，加重對胃腸、腎臟的傷害。我在《父母是孩子最好的醫生》這本書中介紹了用食療配合

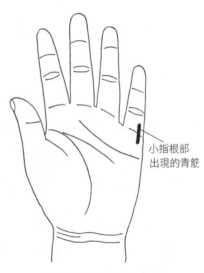

小指根部出現的青筋

小指根部外側有青筋。

按摩治療及預防孩子各種常見病的方法，希望對家長們能有幫助。

在成人的小指根部外側也發現青筋，而且青筋超過 1 公分，說明這人先天腎氣不足，小時候易患上述疾病，成年後同樣會出現腎臟方面的毛病，還會時常感到腰痠、腿軟、沒勁，嚴重一些的腎臟功能虛弱，會出現血尿、蛋白尿、尿酸高等。這種人如果不注意在飲食和生活中避免寒涼，任由腎臟進一步受傷害，衰老加劇明顯，還極易造成腎功能衰竭。

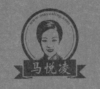

問手相

1、全手掌的顏色：淡紅、暗紅、偏白、偏黃、偏暗？

淡紅：

是健康人手掌的顏色，白裡透著粉紅，潤澤而富有彈性。

暗紅：

紅色代表著身體的內熱大，如果吃的食物熱量大，手掌只是會偶爾發紅，如果整個手總是偏紅，說明這人體內肝火旺，是陰虛火旺而引起的內熱重，真正的原因是體內的血液少，肝臟得不到充足血液的滋潤而引發的燥火。

而紅色裡出現暗色，也就是整個手掌是暗紅色，說明身體內除了內熱重，陰濕之氣同樣也較重，身體內的血液較污濁，運行比較緩慢，因此才呈現出暗紅色。

手掌出現這種顏色，一是少吃各種辛辣、上火的溫性食物如辣椒、蔥、薑、蒜、羊肉、魚、蝦，不要吃炒貨（如瓜子、蠶豆、花生等）、油炸食品，二是不要吃補氣的人參、黃芪、山藥等，只吃性平的食物，同時少吃寒涼的食物，用全身熏艾條的方

法祛除寒濕，讓血液流動得暢快起來，手掌顏色的暗色是會很快退去的。當血液補足了，肝臟得到滋潤，燥火也會隨之消退。

偏白：

白色，代表著缺血，代表著身體經常受涼。肺氣虛的人，容易感冒、咳嗽的人，臉色容易發白。肺主皮毛，只要身體外部不斷受寒涼的侵襲，肺氣自然虛弱。

皮膚遇冷最直接的反應就是收縮，收縮的不只是汗毛孔，收縮的還有皮膚下的血管，這樣皮膚因缺血而變得蒼白了。所以只要發現手總是蒼白的，說明你穿的衣服少了，說明你的身體總受到寒涼的侵襲，這時只要能注意穿衣、注意晚上睡覺時把被子蓋厚實、蓋嚴實、注意腳部的保暖，並注重多吃溫暖的、易消化的食物，手掌的蒼白會很快消失，慢慢變得紅潤起來。

偏黃：

貧血的人、營養不良的人、平時的飲食吃得太馬虎的人、餓一頓飽一頓的人，他們手掌的顏色多數偏黃，說明這種人身體內血少、血稀，同時也說明這種人胃腸對營養的消化吸收能力也弱。

手掌顏色偏黃的人，一定要注意對胃腸的保護，胃腸喜歡什麼你就做什麼，如胃腸喜歡你的細嚼慢嚥，喜歡定時、定量、有規律的進食，喜歡好心情。胃腸怕寒冷的食物，怕難以消化的過硬、過黏、過冷、過熱的食物，胃腸也喜歡適度的按摩及鍛鍊。胃腸還怕你凍著，只要能按胃腸的喜好去做，就能保護好胃腸。

同時，多吃性平、性溫、易於消化吸收的各種補血、補腎的食物，保證充足的睡眠。當全身的血液品質和數量都明顯改善

後，發黃、不滋潤、乾巴巴的手掌會慢慢發生變化，漸漸的黃色消退，整個手掌開始變得紅潤，更重要的是，這時的你不只是手掌的顏色發生了變化，整體的身體素質、精神狀態都會隨之明顯改善。

偏暗：

這裡所說的手掌偏暗，已不是前面的暗紅，而是沒有紅色的發暗。有紅色，說明還有正氣，還有底氣，沒有了紅色，全掌偏暗，代表著氣血兩虧。

有這種手掌顏色的，多數是久病之人、危重病人、身體極度虛弱的人，也包括各種癌症晚期的病人，這些人的手掌最常出現此種偏暗、毫無光澤的顏色。

出現這種偏暗掌色的人，說明腎氣已經非常虛弱了，身體內的基礎體溫也是偏低的。糾正這種氣色，唯一的途徑就是認真進行食療，進行正確的食療。要將各種性平的、性溫的食物燉爛了，或燒好後放入食物調理機裡打碎了吃，只有將各種有營養的食物全部打碎成稀糊狀，一次半碗，一天吃 4 ～ 5 次，才能以最快的速度補足血液，又能減輕胃腸的負擔，稀糊狀的食物又能直接營養胃腸，改善胃腸的功能。

需要提醒大家的是，在進行這些食療的同時，一定要避免受寒涼，避免吃寒涼的食物，水果最好全部停掉，菌類食物陰濕之氣重最好停掉，各種豆類不容易消化，易出現胃腸的脹氣，建議也停掉。

只要細心地做好食養，當身體內的血液慢慢地增多、血液品質提高以後，當身體不再受到寒冷從內外兩個方面的降溫後，身

體內的陽氣會不斷升高，腎氣會慢慢恢復。這時你可以再注意觀察手掌的顏色，只要開始出現一些光澤，說明身體內正氣已抬頭了，一定要繼續堅持；當手掌已出現了紅潤，人也開始變得精神了，說明萎靡、虛弱的身體狀態已開始得到改善，你的身體正在慢慢康復中。

2、手掌心發紅、發白、發黃、發暗？

手掌心是胃的反應區所在的區域，直接反映的是胃的狀況。

發紅：

從飲食上看，說明你吃的辛辣、溫熱的食物可能比較多。

發白：

代表胃裡的寒氣較重。吃寒涼食物較多後，胃部的血管總是處在收縮狀態，胃部的血液供應不充足了，胃極易因此發生各種不適，如胃脹、胃痛、反酸、有口氣、胃炎、胃潰瘍等。

發黃：

代表胃的功能較弱，黃的顏色越重，說明這種狀況持續的時間越長，患有各種長期慢性胃病的人手掌心多會出現發黃的顏色。

發暗：

胃為後天之本，胃氣一旦受損嚴重，久久不能康復，胃氣就很虛弱了，胃氣虛弱，手心就會發暗。這種顏色，是身體極度虛弱的一個徵兆，一定要重視起來。具體的辦法，同前面介紹的全手掌偏暗時的處理方法一樣，只要能堅持調理，就可以逐漸改善手掌心發暗的現象。

3、手指的顏色比手掌的顏色深還是顏色一致？

手指的顏色和手掌的顏色應該是一致的，一致代表著血脈運行正常。

手指的顏色比手掌的顏色深的情況，多數發生在血液黏稠度高的人身上。為什麼會出現血液黏稠度高？那是因為血裡的雜質多，血裡的寒濕重，血液運行緩慢了。手指是人體的最末梢，血管相應也是最細的，當血液運行到最末梢時，運行的速度更慢，所以容易在最末梢發生淤堵，循環不暢。

要解決這個問題，就需要袪除身體內的寒濕。袪寒濕的方法很多，在前面的序言裡有介紹，但重要的是讓身體不再受涼，不再貪吃寒涼的食物。當血液裡的寒濕減少後，血液運行輕快了，手指的顏色自然也就會逐漸和手掌的顏色變得一致了。

4、大拇指指甲上的半月形占指甲的 1/3、1/4、1/5、1/6，還是無？大拇指指甲上有無縱紋，有、無；多、少；深、淺？

正常的大拇指指甲上的半月形應該占到指甲的 1/4 ～ 1/5，1/6 時已屬於偏小了，偏小代表著大拇指上的血供不足。血供不足，與全身的總血量少有關，還與身體內的寒濕重、血脈運行不暢、運行到手指末梢的血液量減少有關。

大拇指上沒有半月形，多數都是氣血兩虧、身體寒濕較重的人，那些大拇指上沒有半月形的人，身體大多數都比較虛弱，經常會生病。

大拇指上的半月形如果是 1/3，說明此人是陽亢的體質，這種人精力充沛、不知疲倦，但往往脾氣急躁、好動，這種人不怕

冷，大多貪涼習慣嚴重。這種人到了中年後很容易患上高血壓、高血脂、血黏稠度高的毛病，還極易突發腦梗、心梗。

　　大拇指還反映著腦部的狀況。睡眠不好、睡眠時間不能得到保證、長期熬夜的人，時間久了大拇指上就會出現縱紋，縱紋的多少、深淺，代表著缺眠的程度不同。縱紋少、淺的人，可能只是最近睡眠不好、睡眠品質差或睡眠時間得不到保證；縱紋多、縱紋深的人，代表著睡眠不好、缺眠已有一段時間了，對身體的影響已經比較嚴重了。

　　大拇指出現縱紋，就是在提醒你大腦的工作已超負荷了，大腦的休息不足了，大腦已疲勞了。這時如能注意增加睡眠的時間，儘量做到不熬夜，早睡早起；儘量多吃補血、補腎的易消化的食物，讓身體內的血液充足，去營養大腦；睡前用溫水泡腳，以促進血液循環，可以明顯的提高睡眠的品質。久而久之，大腦的供血狀況改善，大腦得到了休息後，大拇指上的縱紋會慢慢變淺、變少的。

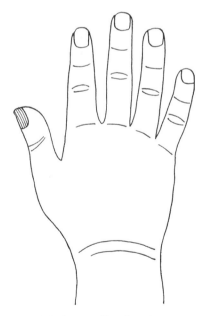

　　大拇指反映著腦部的狀況，縱紋多、深，意味著腦部缺血或者長期缺眠。

5、食指指甲上的半月形占指甲的 1/3、1/4、1/5、1/6，還是無？食指指甲上有無縱紋，有、無；多、少；深、淺？

正常的食指指甲上的半月形應該占到指甲的 1/5 ～ 1/6。半月形的大小、有無，與上面「大拇指」一節所介紹的半月形情況是一樣的，反映的是身體氣血充足與否，寒濕的輕重。

食指上有大腸經通過，所以食指指甲上縱紋的多少、深淺還能反映一個人胃、腸消化吸收能力的強弱。當胃、腸的消化吸收能力弱時，食指甲上就易出現淺淺的縱紋，而隨著病情的加重，時間的延長，縱紋就會增多、加深。所以，有嚴重胃、腸毛病的人，食指甲上一般都有深深的縱紋，有這些縱紋的人，一定要重視，你的身體已經在向你發起出信號了。

不過，出現這些問題也不必太驚慌，只要保護好胃腸，儘量少吃寒涼的食物，吃的食物儘量做到細、爛、軟，易於消化、易於吸收，減少胃腸的負擔，又能讓充足的血液來營養虛弱的胃腸，使胃腸功能漸漸恢復，食指指甲上的縱紋會慢慢地變淺、變少的。

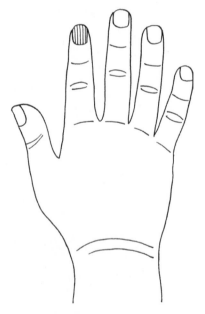

食指反映一個人胃、腸消化吸收能力的強弱，縱紋多、深，代表消化功能弱。

6、中指指甲上的半月形應當占指甲的 1/3、1/4、1/5、1/6，還是無？中指指甲上有無縱紋，有、無；多、少；深、淺？

正常的中指指甲上的半月形占 1/5 ～ 1/6，半月形的大小、有無，與上文「大拇指」一節介紹的半月形情況是一樣的。

中指指甲上縱紋的多少與深淺，反映一個人心臟功能的強弱。經常胸悶、心痛、心慌、心律不齊、心肌缺血的人，中指的指甲上一般會出現縱紋，病情重，病程長，縱紋相應就多而深。

在《溫度決定生老病死》中，我詳細地介紹了各類心臟病的治療，中指指甲上有深深縱紋的人，請你參照《溫度決定生老病死》中介紹的應對心臟病的方法，去給心臟補足營養，去疏通與心臟相連的經絡，祛除身體內的寒濕，減輕心臟泵血時的負擔。做到了這些，慢慢地，心臟的各種不適就會逐漸減輕或消失，中指指甲上的縱紋也會隨之減少、變淺。

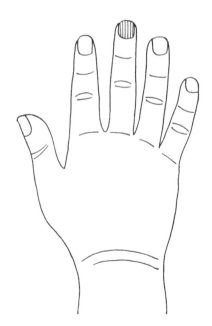

中指上有心包經通過，所以中指指甲上縱紋的多少、深淺，能反映一個人心臟功能的強弱。

7、無名指指甲上的半月形占指甲的 1/3、1/4、1/5、1/6，還是無？無名指指甲上有無縱紋，有、無；多、少；深、淺？

正常的無名指指甲上的半月形應當占指甲的 1/6，半月形的大小、有無，與「大拇指」一節介紹的半月形情況也是一樣的。

無名指上有三焦經通過，所以無名指指甲上縱紋的多少、深淺能反映一個人肝膽功能的強弱。但凡肝血不足、脾氣躁的、經常喝酒的，患肝炎、肝硬化、經常膽囊炎發作的，這些人的無名指指甲上大多都會有縱紋，病情重，病程長的，縱紋就相應多而深。

在《溫度決定生老病死》中，我介紹了各種肝病的治療，如果你發現無名指指甲上出現了深深的縱紋，請參考該書中介紹的方法，對肝、膽進行全方位的綜合治理，加強營養，疏通經絡，祛除寒濕，當肝膽的功能漸漸恢復後，無名指指甲上的縱紋就會漸漸地變淺、變少。

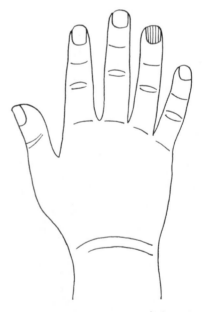

無名指指甲上縱紋的多少、深淺反映一個人肝膽功能的強弱。

8、小指指甲上的半月形占指甲的 1/3、1/4、1/5、1/6，還是無？小指指甲上有無縱紋，有、無、多、少、深、淺？

正常的小指指甲上多無半月形，半月形大，反倒屬於不正常。

小指指甲上有心經和小腸經通過，心經、小腸經是膀胱經、腎經的源頭，所以小指指甲縱紋的多少、深淺能反映這人腰、背的情況、腎臟功能的強弱。

經常腰痠背痛、頸子痛、腿痛的人，大多都是由腎虛、腎寒造成，所以經常腰痛、背痛、頸子痛、腿痛的人，小手指指甲上常會有縱紋出現，病情重、病程長的，縱紋就多而且深。

患有婦科病的，生過孩子、做了人工流產後還沒有完全康復的女性，小指指甲上也會有縱紋出現，病情重、病程長的，縱紋同樣會多而且深。

縱欲、性生活過度的人，小指指甲上也容易出現深深的縱紋，這是提醒你腎臟已出現了虧空，要節制性生活，注意保腎、補腎了。

只要是小指指甲上出現了縱紋，說明你的腎臟功能開始出現衰退了，一定要注意保

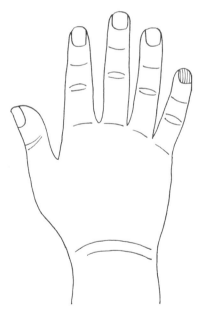

小指指甲縱紋的多少與深淺反映一個人腰背的情況、腎臟功能的強弱。

腎、補腎、暖腎了。

保腎、補腎最好的方法就是避免身體內外受寒涼，補充血液，確保經絡的通暢，同時節制性生活，儘量少吃藥物，減少藥物對腎的傷害。

在《溫度決定生老病死》這本書中，有關於腎臟疾病治療方面的內容，以及腰痛、頸椎病、膝關節腫痛的治療方法，有這些疾病的人，可以參考上面介紹的方法，自己為自己作保健治療。

當腎功能慢慢恢復後，小指指甲上的縱紋會慢慢變淺、變少的。

問舌質、舌苔

觀舌診病，是中醫學幾千年來看病的傳統方法，堪稱一絕。

中醫認為，人體五臟六腑十二經脈均和舌部相連，舌部能直接反映體內各臟器的病變，而且觀察又十分方便，只要把舌頭伸出來對著鏡子仔細地觀察，就能大致知道自己的身體狀況了。

看舌象可分為兩個部分：一為舌質，二為舌苔。舌質是舌的肉質部分，舌苔是舌質上面的一層薄薄的苔狀物。

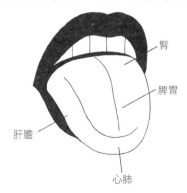

舌尖看心肺的變化，舌中間看脾胃的變化，舌根部看腎的變化，舌兩邊看肝膽的變化。

舌質部位的變化又與相關的臟器有關：舌尖看心肺的變化，舌中間看脾胃的變化，舌根部看腎的變化，舌兩邊看肝膽的變化。

1、舌質淡紅、偏白、偏紅、偏紫？

舌質淡紅：

淡紅是正常舌質的顏色，當然，正常的舌質不僅應該顏色淡紅，而且還應該潤澤，舌體靈活。

舌質偏白：

舌質偏白代表的是貧血，偏白的顏色是身體內的血少、血稀造成。舌質偏白的人一定要加強營養，多吃易於消化的補血、補腎的食物，並注意保護好脾胃，這樣利於增強食物的消化、吸收，也是補血很重要的一步。

舌質偏紅：

舌質偏紅是內熱大的徵候。吃了辛辣上火及溫性的食物後舌質會發紅，發熱的時候舌質會發紅，所以舌質發紅時是內熱大了，要注意少吃辛辣、上火、溫性、燥熱的食物，多吃蔬菜，和應季的新鮮水果，多喝水，這樣就能消內熱，就可以解決舌質偏紅的問題。

舌質偏紫：

舌質偏紫是循環不暢、經絡淤堵的標誌，如果只是舌的兩側部位出現分散的青紫色淤點或淤斑，多是身體內部分臟器經絡運行不暢的表現。

女性出現舌質偏紫，容易出現痛經、乳腺增生、子宮肌瘤等

問題。如果是整個舌質都偏紫，則表示體內循環嚴重不暢，血脈運行緩慢，寒濕嚴重，各臟器都會因為血循環運行不暢而缺血、功能下降。特別是心、腦，都會出現明顯的缺血、淤堵的症狀。如果整個舌質長期都是暗紫色，說明身體內的淤堵已很嚴重了，要警惕體內已有癌症的存在。

只要發現舌質發紫的現象，無論是局部還是全部，要特別加以注意，而避免寒涼、袪除寒濕、疏通經絡，是消退淤堵唯一的方法。

總論中介紹了受寒涼的幾種情況，寒濕重具體都有哪些表現，讀者朋友可以對照著文章中介紹的內容，先找出自身受寒涼的原因，先阻斷寒涼對身體的侵襲，袪除病因，然後再按總論中介紹的各種袪寒濕的方法去做，並注意觀察舌質的變化。同時一定要注意多到室外活動，呼吸新鮮空氣，運動也是暢通經絡非常好的方法。

當紫色慢慢退去，說明你的處理方法正確，就要繼續堅持下去。身體內的淤堵消失，血脈運行暢快了，各臟器的供血改善、功能恢復，因淤堵而結成塊的部分也會隨著血脈運行暢通逐漸地變小、消退，身體各種疾病的隱患隨著血脈的運行暢快而消失了。這是我們能否保住健康的關鍵。

2、舌苔白、黃、厚膩、發黑、無舌苔，舌苔主要集中在舌中間、舌根部？

正常的舌苔是薄白而乾淨的，舌苔在舌質上的分布是均勻的，而且潤澤，乾濕適中，不厚不膩，不滑不燥。

舌苔白：

舌苔白說明體內有寒，無論是吃了寒冷的食物還是身體受了寒，舌苔都會發白。現在的人們多數都是白苔，這主要是吃寒涼的食物過多或貪吃冰的食物造成的。只有少吃寒涼的食物，避免受涼，才能減少寒涼對身體內部的影響，身體內的寒少了，舌苔就不會明顯發白了。

舌苔白而且非常濕潤，看上去反光增強了，說明身體內不但寒重而且濕重，這種人容易發生水腫，而且痰多。當舌苔白而過分濕潤時，一定要停掉所有的水果，停掉寒涼的食物，千萬不要再喝冰的飲料，去掉寒邪、濕邪，多吃溫性的食物。身體內的寒濕減少後，水腫情況就會緩解、消退，痰也會明顯減少。

也有人舌苔白，但卻乾燥，這種情況說明這個人不但體內有寒而且體內燥熱、血少，遇到這種情況的人，一是要找出身體受寒的原因，儘快祛除病因，二是不能吃辛辣、溫性的食物，比如吃生薑祛寒在這裡就不合適了，因為吃這些東西會增加燥熱。

那麼，這些人該怎麼驅除寒濕呢？只要不再吃寒涼的食物，身體不再受涼，同時多吃性平的、易消化的各種食物，慢慢地補足血液，讓血液去潤燥，這樣堅持下去，舌苔不會繼續發白，舌質也會因血液的滋養而潤澤。當舌質不乾燥時再用全身熏艾條的方法祛寒、疏通經絡，燥火自然會慢慢隨之消退。

舌苔黃：

舌苔黃代表著體內有熱，這種熱有實熱和虛熱之分。如果舌苔黃而舌質發紅，說明體內有熱，說明這段時間吃了過多的溫性的、能量高的食物，食物不能完全被消化吸收，才會引起黃苔。

這時只要少吃高能量的食物，吃些蘿蔔、山楂消食化淤，吃的食物清淡一些，多喝水，多運動，黃苔也能很快消退。

　　如果舌苔黃而舌質的顏色正常，或偏白，說明體內的消化功能弱，體內有寒，對吃進的高能量的食物不能消化、吸收，這種情況下，可以吃一些辛辣的食物幫助消化，如吃上一頓熱辣辣的火鍋後，黃苔、厚膩苔就會明顯消退了。

舌苔厚膩：

　　有舌苔白的厚膩，有舌苔黃的厚膩。厚膩代表的是胃腸消化吸收的能力差，也就是胃腸動力差，消化不了食物。

　　針對舌苔白的厚膩，可以多吃辛辣、溫性的食物，這類食物能增加溫度，幫助脾胃的消化；舌苔黃的厚膩者，可以參考上面關於舌苔黃的部分中介紹的方法，根據舌質的情況去處理就可以了。

舌苔發黑：

　　大家都知道，食物在放壞之前，顏色會發生一些變化，就如一個蘋果放久了，局部的顏色慢慢開始發黃、發暗、最後變黑，食物因變質而發黑，代表的是變壞的程度已經很重。

　　舌苔發黑說明什麼呢？說明身體內的臟器功能低下，污濁、腐敗之氣已很重了。舌苔出現這種顏色的人，大多數胃腸功能差，不能消化、吸收的食物又不能隨時排出體外，堆積在腸道裡，腐敗變質後的毒素發散到身體內部，也表現在舌頭的顏色上。

　　有不少患惡性腫瘤的病人到了疾病晚期舌苔是黑的，這意味著到了癌症晚期，臟器已接近腐敗壞死，污濁之氣濃重。舌頭上

的顏色清楚地記錄著病人疾病的程度。舌苔發黑其實也是在提醒病人，你的健康狀況已經非常非常危險了。

所以黑苔是一種很不好的現象，它提醒我們，要注意觀察舌苔的顏色，當舌苔剛出現一些變黃、發暗的跡象時就要及時進行處理，如果胃腸道的疾病明顯，就要及時治療胃腸道的各種疾病。

我在《溫度決定生老病死》這本書中，介紹了胃部不適、腹瀉、便秘的治療方法。如經常出現口臭的人，是胃氣虛弱、胃寒重的表現，經常口含生薑片，就能明顯的減輕或消滅口臭。

患各種胃腸疾病，如慢性胃炎、胃潰瘍、腸炎的人，經常胃脹、腹脹、腹瀉的人，可以每天早上空腹的時候用三片生薑煮水，用滾開的生薑水沖雞蛋。空腹的時候喝下暖洋洋的、易於消化的蛋花，能暖胃腸、去胃腸寒，並能營養胃腸道的黏膜，緩解胃腸不適的症狀。當胃腸道的功能漸漸恢復後，舌苔顏色是會明顯發生變化的。

各種癌症晚期、生命垂危的病人，只能慢慢地對身體進行全方位的細心調理。重危病人就像將要熄滅的爐火。用過爐子的人知道，對將要熄滅的爐火，是不能大動干戈翻動它的，一翻動很可能就會熄滅，也不能灑上水，即使很少量的水也可能會熄滅這微弱的火苗。

這個時候該怎麼辦呢？只能用乾草，或者將木柴粉碎成木屑，或刨成刨花，將煤塊敲打成煤粉，一點點地灑到爐火上，少量多次的慢慢灑這些極易燃燒的燃料，爐火才會慢慢燃燒得有力量，等爐火燃燒得旺一些時，再去輕輕地捅捅爐膛，這時不僅不

會使爐火熄滅，反而更加利於燃料的燃燒，這時再加上一些木柴、煤塊，爐火就能熊熊燃燒起來，爐火就救治成功了。

同樣道理，對待危垂病人、癌症晚期病人，就要像對待即將熄滅的爐火一樣小心謹慎。救爐火與救治重病人是一個道理，在病人身體極度虛弱時，很多正常人適用的保健方法是不能用的，比如不能運動、不能活血、盡量少做按摩，而只能安靜地讓病人靜養；不能「灑水」，就是不能再吃各種寒濕重的食物包括瓜果，不能再從身體內部降溫了，然後再將各種有營養的食物絞碎了給病人進食。

在吃法上也有講究，要半碗、半碗的分多次慢慢地餵給病人，等病人身體內的能量慢慢地、不斷地補充足了，再適當地配合一些按摩和少量的活動疏通經絡。這些輔助手段更加有利於食物的消化、吸收、利用，而等到身體長得更硬朗、結實一些時，就不需要吃稀糊狀的食物了，可以吃固體的食物。這樣循序漸進地調理，人的身體狀況和精神狀況會得到改善，很多的疾病就會緩解或治癒了。

而當身體內的正氣足了，也就是身體內氣血充足的時候，各種疾病在人體自身存在的強大的自愈能力面前，自然敗下陣去，這就是「正氣存內，邪不可干」。

當然，對重病患者，要想讓身體自身的抵抗力和自愈能力恢復到正常人的地步是困難的，是需要量變到質變的過程的。但正確的方法，可以減輕身體狀況繼續惡化的程度，也可以減緩身體狀況繼續惡化的速度。

因此，無論患了什麼重病，都不能抱著順其自然、聽天由命

的態度，更不能自暴自棄。積極的態度、正確的理念及方法，對身體保健及康復是大有好處的，不管是對健康人，還是對患了重病的人。

無舌苔：

　　多見於久病虛弱之人。還有的人是感冒、發熱的時候是白苔，可用了消炎藥後不但白苔褪去了，連舌質上的舌苔也沒了，這種情況說明胃、腸的功能虛弱了，而等停了藥，用食物調養一段時間後，舌苔又會慢慢地顯露出來；這種情況在孩子身上表現得非常明顯。

　　所以從各方面保護好胃腸，就能保證吃的食物能及時消化吸收，而吃的食物能及時地消化吸收，又可以反過來營養胃腸，胃腸的功能正常了，舌苔就不會出現這種異常的現象。

舌苔主要集中在舌中間、舌根部：

　　因舌苔的中間反映的是脾胃的情況，舌根部反映的是腎臟的情況，所以舌苔集中在中間，說明脾胃有問題，舌苔集中在舌根部就是腎臟有問題了。

　　舌苔白集中在中間，說明脾胃有寒；舌苔白集中在舌根部，說明腎臟有寒。舌苔中間的部位各種變化比較多，這個部位比較容易觀察。舌根部位一般都與舌中間的變化是相連的，舌中間的變化在好轉，舌根部的舌苔也會隨之改變的。這就是脾胃為後天之本，保護好脾胃這個後天之本，就是保護了生命，保住了健康。

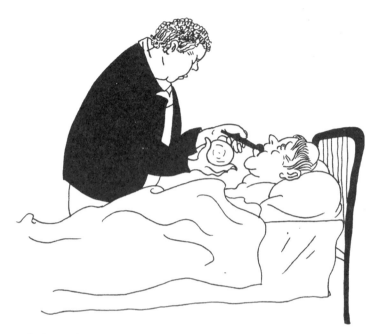

　　身體極度虛弱時就如爐火將要熄滅，這時要做的就是將有營養的、溫熱的食物打成稀糊狀，半碗、半碗少量多次的餵給病人。

3、舌尖發紅、舌兩邊發紅，舌邊有齒印、舌邊無齒印？

舌尖發紅：

　　舌尖是聯繫心肺的部位。只是舌尖發紅，多數是因為經常失眠造成的虛火旺，或是乾貨、炒貨（如瓜子、蠶豆、花生等）、辛辣的食物吃多了，這些食物也會造成舌尖發紅。這時的處理辦法是注意休息，保證睡眠，多喝水。喝一些苦瓜水是能降心火的。同時不再吃引起上火的各種食物，舌尖就不會發紅了。

舌兩邊發紅：

這種情況說明肝膽有熱。這種熱分實熱和虛熱。

肝臟實熱多數與飲食有關，吃蔥、薑、蒜、辛辣食物及飲酒過度的人容易上火，肝火旺、脾氣急，這時停掉所有上火的食物，儘量少飲酒，喝菊花茶，吃山楂、蘿蔔，並多到室外活動就能降肝火。

但是有的人並沒有吃各種辛辣濕熱的食物，舌兩邊也總是發紅，這種情況多數是虛火造成的。身體內的總血量少，肝臟的血液供應也會相應減少，肝臟得不到充足血液的滋養，卻還要不停地工作、消耗，就易造成肝臟因乾燥而生火，這個火就是虛火，降虛火最好的方法就是將各種性平的食物切碎了吃，儘快地補足血液，並注意多休息，保證充足睡眠多睡覺，就是對肝臟最好的滋潤，就能使肝臟功能儘快修復，就能從根本上祛除肝的虛火。

舌邊有齒印、舌邊無齒印：

舌邊無齒印是正常的，是身體健康的舌相。舌只有肥大、虛腫的時候，才會印有牙齒的印子，這種情況往往說明身體氣血兩虧，這時應多吃補血、補腎的易消化的食物，不能吃寒涼的食物，也不能吃瀉氣的食物如蘿蔔、山楂、菊花茶、玫瑰花茶、木瓜等，否則會引起氣虛。過度的運動、過度的按摩，同樣會造成氣虛，所以也應當儘量避免。

4、舌中間有裂紋、無裂紋？

舌中間是不應該出現裂紋的。為什麼有的人會出現裂紋？是因為身體內的血少，舌得不到充足血液供應，舌中間的裂紋才會

出現，這和土地乾裂了是因為缺水的道理是相似的。

　　舌中間出現了乾裂，就要注意通過認真做好食療來補足血液，只有這樣，才能解決乾裂的問題。出現乾裂情況要注意，凡是辛辣食物、易上火的食物、炒貨（如瓜子、蠶豆、花生等）、膨化食物（如泡麵、魚酥、蝦片等）、油炸食物、刺激性的食物，以及菸、酒等都儘量停掉，上火極易引起乾燥，同樣消耗血液。所以只要是舌中間有裂紋的人，食物以性平的為主，不寒、不燥，堅持下去，慢慢地就能補足血液，舌中間的裂紋就會慢慢消失。

問頭、五官、皮膚

1、頭：不痛、痛（前額痛、偏頭痛、後頭痛、頭頂痛、整個頭隱痛）、經常痛、偶爾痛？

　　頭不痛、不暈，頭腦清晰是正常的健康狀態。

頭痛：

　　不通則痛，這個不通有血脈運行不暢、有淤堵造成的不通，也有因血供不上去，血管因血液少而癟了、細了造成的不通，不通就會造成痛，所以不通暢和缺血都會造成頭部的疼痛。

　　睡眠不足、失眠的人，腦子得不到休息、放鬆，最容易患頭痛病。保證睡眠的時間，確保睡眠的品質，就能減少頭痛的發作。失眠的人，一定要尋找失眠的原因，如果是氣血不足引起的失眠，只要補足血液，失眠狀況就能得到好轉；如果是補氣多了、內熱大、燥而引起的失眠，就要停掉這些補氣、上火的食物，多吃性平的食物，就能睡個安穩覺了。

　　受涼了、感冒了、發熱了也容易同時伴有頭痛，這個頭痛的誘因是受涼，受涼了造成的後果是血管的收縮、經絡的收縮，這

自然就會引起不通暢，不通暢的結果就是「痛」。所以治療受涼引起的頭痛，祛除寒涼、不再受涼是關鍵，喝生薑紅糖水、生薑紅棗水、生薑紅糖大蔥水都可以祛寒，並緩解因受涼引起的頭痛。再用溫水泡腳，或用一小把艾葉煮水泡腳，或生薑煮水泡腳，同時多喝溫開水，讓身體出汗，多小便，排出寒氣，頭痛就能緩解和治癒。

用腦過度引發的頭痛發病率越來越高。長時間看書、看電視、上網、打遊戲，傷的都是腦子，消耗的都是身體的血液。看一天的電視，或上一天的網比你勞動一天要累得多，這是為什麼？因為勞動後人的胃口是開的，睡眠是沉的，所以勞動給身體帶來的疲勞很容易恢復。但看一天電視、上一天網，人都是坐著不動的，吃飯的時候大多數沒有胃口，吃起飯來不香，而且久坐也不利於食物的消化與吸收。所以久坐的人飯量一般比較小，吃的相對又較清淡，久而久之，身體的營養狀況自然差，導致血液的總量少，營養大腦的血液減少，自然也會引起頭痛。

因工作的關係必須長期久坐、久視的人，工作之餘一定要遠離電腦、遠離電視，多到室外呼吸新鮮空氣，多進行一些肢體的活動，只有這樣才能增進食欲，利於食物的消化吸收。又由於久坐者胃腸消化吸收的能力差，吃進嘴裡的各種食物應盡量做到細、爛、軟，也能減輕胃腸的負擔，利於食物的吸收。只有做到這些，才能保證身體隨時有充足的血液去營養大腦，進而緩解因缺血引起的頭痛。

前額痛：

前額痛的人還會伴有眼眶痛和眼睛的脹痛，當眼睛脹痛時，

眼睛摸上去感覺硬邦邦的。大家看一下經絡圖就知道，足陽明胃經就是上到臉部、眼部，在額頭分布最多的就是胃經，所以前額痛、眼睛痛得厲害時還會出現胃腸不舒服，有的人還會嘔吐；也就是說當胃經不暢的時候很容易出現前額痛。

引起胃經不順暢的原因，一個是淤堵，一個是缺血，吃的食物不消化會淤堵，吃的東西過於寒涼會淤堵。因為淤堵，胃腸功能弱，胃腸生病了，自然會導致胃經的經氣不足，血上頭的力量就不足，血量就會減少，頭面部就會因缺血而引發頭痛。

「魚生火、肉生痰」，有的人長期吃魚，如遇身體內氣血不足，寒氣重，再反反覆覆吃上火的魚類，也很容易引發前額痛及頭的側面痛。所以頭面部痛及前額痛、眼睛痛的人，只要認真做好《溫度決定生老病死》這本書中介紹的保護脾胃的 7 種方法，脾胃喜歡什麼你就給它什麼，如：脾胃喜歡你的細嚼慢嚥；脾胃喜歡定時、定量有規律的進食；脾胃喜歡好心情；脾胃怕寒涼的食物；脾胃喜歡適度的鍛鍊；脾胃喜歡適度的按摩；脾胃需要保暖。做好這一切，同時不吃瀉氣的蘿蔔、山楂、菊花茶、玫瑰花茶、木瓜，少吃紅豆、黑豆等利尿瀉氣的食物，也儘量少吃魚類，一般就不會發生前額痛、眼睛痛了。

現在有很多孩子臉部經常會出現不自主的抽動，都是脾胃經絡虛弱造成的。只有保護好脾胃、調理好脾胃，不吃寒涼、瀉氣的食物，少吃魚類多吃肉類，氣血充足了、經絡通暢了，孩子臉上的抽動自然就會消除的。

偏頭痛：

偏頭痛就是頭兩側的疼痛。頭兩側分布最多的是膽經，膽經

的淤堵、膽經的缺血都會引起頭兩側的疼痛。膽經的淤堵與情緒有一定的關係，經常生氣、愛生氣、生活很壓抑的人，膽經容易疏瀉不暢，很容易發生淤堵，這種人很容易患上偏頭痛。

還有愛吃補氣食物的，愛吃人參、黃芪、山藥、炒貨（如瓜子、蠶豆、花生等）、膨化食品（如泡麵、魚酥、蝦片等）、油炸食品、辛辣食物、長年吃魚蝦的人，都容易肝陽上亢，再遇上身體內寒濕重，就很容易發生淤堵，進而引起偏頭痛。

所以，經常有偏頭痛的人，每次發作時要尋找原因，看看是與情緒變化有關還是與所吃的食物有關，只有祛除了病因，偏頭痛才不會再發作。同時膽經的虛弱、缺血也會引起偏頭痛，這種情況下，只有補足血液，不吃瀉氣的食物，少做易引起瀉氣的腿、足部的按摩，就不易患上偏頭痛。

後頭痛：

後頭痛的人，往往還會連著頸椎、肩頭、背腰都不舒服，經常會感到酸痛。這個區域分布最多的是膀胱經，膀胱經的淤堵，是膀胱經的經氣不足造成了血上不到頸部、頭部了。膀胱經是人體陽氣很足的一條經，膀胱經不通暢、經氣不足，大多是與受寒涼、貪寒涼多有關。

那些頭的後面痛、頸子痛、腰痛的人，多數都是怕涼、怕風的，只有身體不再受寒涼，及時排出身體內的寒濕，多吃溫性、補血、補腎的食物，身體內溫暖了，陽氣自然就足了，膀胱經才會順暢，氣血才會充足。膀胱經順暢，氣血充足了，不但頭的後面不會痛，頸痛、腰痛的毛病一樣都會緩解、消失。

頭頂痛：

頭頂痛中醫講是與肝經有關，血少、血虛同時伴有氣虛的人，頭頂的供血自然就少，有的人僅是感覺到的頭頂痛，有的人是頭頂都摸不得，一摸就痛。身體虛弱的人，還有長年吃蘿蔔以及其他瀉氣食物的人很容易頭頂痛；長期做腳底按摩而食療又沒能跟上的人，不但頭頂會痛，頭頂還會掉頭髮；縱欲過度，傷腎嚴重的人，很容易因瀉氣過多而頭頂痛；整天話說個不停的人，同樣是瀉氣，也容易出現頭頂痛。所以患有頭頂痛的人要對照著上面說的找找原因，只有祛除了病因，並用食療補足了氣血，頭頂痛自然消失。

整個頭隱痛：

整個頭隱痛，感覺是在頭的裡面痛，其實是腦供血不足，腦因缺血引起的痛。腦是由腎臟管理的，腎主骨，骨主髓、腦，所以腎氣虛弱的人、氣血不足的人會出現整個頭的隱痛，這種情況下，只要加強營養，多吃補血、補腎易消化的各種食物，同時注意保腎、暖腎，腎臟吃飽了，腎氣自然就充足了，腦子的供血也隨之改善，整個頭隱痛的情況就會逐漸消失。

有一種食療方補腎、暖腎的效果較好，就是在避免一切寒涼食物的同時，每天用 250 公克海蝦，白灼後剝皮，再將蝦肉放入食物調理機裡打碎了吃，吃的時候放很少量的一點鹽，這樣連吃幾天後，整個頭的隱痛會明顯減輕。

經常頭痛：

嚴重失眠、臟器有器質性的毛病、身體虛弱、血液虧虛的人，最容易出現經常性的頭痛。只有認認真真地吃好、吃對每一

頓飯，認認真真地睡足覺，有空時多到室外活動，多呼吸新鮮空氣，使整體的身體素質提高，經常發作的頭痛才會緩解及消失。

偶爾頭痛：

偶爾頭痛，多數是與飲食不當、休息不好、心情不好有關，這時一定要仔細想想生活中、飲食中有哪些是與平時不一樣的地方，只要及時袪除病因、及時糾正，頭痛自然就消失了。如：有的人是因缺覺引起的頭痛，請你儘快補足睡眠，睡前用溫水泡腳，泡到全身發熱了，全身放鬆了，再去睡覺。睡足了，醒來後頭痛自然消失；有的人是對著電腦時間久了，疲勞了引起了頭痛，這時最好的方法就是到室外活動，頭腦很快就會變得清爽也不痛了。

2、頭：不暈、暈（站立後暈、有眩暈、無眩暈、輕度暈），經常暈、偶爾暈？

頭暈應該說是老、弱、病、殘的人群中最多見的病，是和身體虛、血虛、氣虛相關的，是腦供血減少、腦缺血的一個標誌。也有些人頭暈發生在乘車乘船時，就是常見的暈車、暈船。

暈車和暈船也和身體狀況有關，很多人會發現，當他們體質好一些的時候，暈車、暈船的程度都會減輕一些甚至會消失，可當他們身體變弱了、生病的時候，就又很容易暈車了。

站立後暈：

只是體位的突然改變而出現的暈，雖然比總是頭暈的人程度輕一些，但還是說明身體內血少、氣虛，如果通過食療加強營養，不吃瀉氣的食物，注意休息，這種站立後發暈的現象是很容

易消失的。

經常眩暈：

有這種情況的大多是久病之人、氣血兩虧之人或重病之人，這種人只有認認真真地做好食療，認認真真吃好每一頓飯，同時避免過度勞累，保證充足的睡眠，才能補足血液，讓大腦吃飽，眩暈才有可能消除。

偶爾眩暈：

出現這種情況，多數是疲勞過度、睡眠不足，飲食沒有規律，沒能及時吃上飯的人，這種人只要找到病因，有針對性地祛除病因，就不會再發眩暈了。但只要出現眩暈症狀，就是身體在給你提醒，告訴你身體內的總血量不夠了，不但要祛除病因，而且還該好好地、認真地補養身體。

3、頭髮：黑髮、白髮（全白髮、部分白髮、少量白髮）；有光澤、無光澤、開叉、較乾枯、髮質軟、髮質硬、柔順、有脫髮、無脫髮？

正常的、健康的頭髮就應該是黑色的、有光澤、不開叉、髮質較硬而且柔順，無脫髮。頭髮變白了，無光澤了，開叉了，乾枯了，髮質變軟了，變細了，開始掉頭髮了，都是說明頭髮供血減少了。頭髮沒吃飽，才會營養不良，才會出現以上不正常、不健康的狀況。

現在年輕人甚至十幾歲的小孩中都有許多人出現了白髮，有人把這種情況歸結為遺傳。什麼叫遺傳？一家人吃著同樣的飯，能不患同樣的病嗎？我曾接觸到很多這樣的「遺傳」病例，我就

教給他們用食療補血、補氣的方法，不論是老人還是這些少年白頭的孩子，只要是認真做好食療的，在氣血補足後的一兩個月就能發現頭髮的改變，發白的頭髮慢慢地變黃變黑。

在轉變的過程中，常常會出現一根頭髮三種顏色，即髮梢是白色的，中間的一段灰色或黃色，而貼近頭皮的一段長出來的頭髮是黑色的，說明新長出來的頭髮已經發生了改變，而且隨著氣血補足，上頭的血液越來越充足，頭髮不但變黑了，還長粗了、長硬了、有光澤了，也不再開叉了。

脫髮的人不但是血虛，而且還易氣虛。氣虛的人要麼是愛吃瀉氣的食物，要麼是愛做腿、腳按摩瀉氣比較多，要麼是縱欲過度，當血虛再遇上了氣虛，頭髮就站不住了，只好掉了。很多愛掉頭髮的人會有這樣的體會，以前是頭髮一梳就掉，當把氣血補足後，發現頭髮好像生了根似的，用勁梳頭都不會掉了。

所以，要想擁有一頭烏黑漂亮的秀髮，認真地做好食療是必不可少的。

4、面色：偏紅、發黃、發白、偏青、偏黑？面色皮膚有光澤、無光澤、有彈性、無彈性、細膩、粗糙？有斑、無斑、有痘、無痘，這些斑和痘都長在面部的具體哪個部位？

正常健康的面色應該是白裡透紅，這種紅只是微微的一點紅，同時面部皮膚有光澤、有彈性、細膩、無斑、無痘。

面色偏紅：

如果只是偶爾的發紅，與吃的食物有關。如有的人喝過酒後臉會發紅，吃了溫熱上火的食物臉會發熱、發紅，發燒的時候臉

會發紅。

除了這些因素，部分的高血壓患者面色會偏紅，結核病患者由於常常低熱，會在下午以後兩面顴骨部位呈現緋紅色，紅斑狼瘡患者的面頰也會出現對稱的蝶型紅斑，有的心臟病患者也有面色偏紅的情況。

另外，長年吃補氣的人參、黃芪、山藥、冬蟲夏草的人面色也會偏紅。

排除了以上各種疾病引起的面色偏紅，多數面色偏紅與飲食有關，如果少吃辛辣上火的食物，不要過多食用補氣的食物，臉色應該不會出現偏紅現象。

面色發黃：

經常見到的臉色發黃，大多數只是微微有點發黃或偏黃，這種情況多數都是貧血及氣血不足之人，這些人胃腸道的消化吸收能力一般較弱，也有的是因為平時飲食太節省、太馬虎，從而造成了營養不良。臉色明顯發黃甚至連眼睛的鞏膜都是黃的，那就是肝膽有病了，如黃疸型肝炎、膽道梗阻等等。

面色發黃的人，多數臉上無光澤。現在有很多的女士，為了美而拚命減肥，每天大量地吃水果，很少吃主食、肉類，導致營養不良。這些人的臉色多數都是黃巴巴的、毫無光澤。面色發黃的人要想擁有紅潤的面色，保護好胃腸、調理好脾胃，多吃易於消化的補血、補腎的食物，是不能省略的一個重要步驟。

面色發白：

面色發白主要發生在缺乏運動的人和總待在室內很少出門的人當中。貧血的、婦女月經量多的，以及有血液方面疾病的人，

臉色會顯得蒼白，這種白是因為臉上沒有血的滋潤而造成的。在黃種人中，面色發白的人，身體內的總血量一般較少，身體的抵抗力較弱。要改變這種情況，我的建議是：補足血液，疏通經絡，少吃寒涼食物，不受寒涼，多到室外運動，保證充足的睡眠。當身體的抵抗力增強了，氣血充足了，臉上的血液多了，臉色也就會慢慢變得紅潤了。

面色偏青：

面色發青是循環不暢的一種表現。如果一個人受了凍，就會面色發青，甚至發青紫。所以面色發青的人，一是說明身體外部總受到寒涼的侵襲，比如一些愛美的女士，天冷了還穿著薄薄的衣裙，凍得臉都發青了，這是我們常常能見到的現象；二是說明這人身體內的寒氣重，造成血脈運行不暢，血的顏色發暗了，臉色就會隨之發青、發暗了。解決的辦法很簡單：注意保暖，不吃寒涼的食物，及時祛除身體內的寒濕，面色一般就不會再發青、發暗了。

面色偏黑：

面色偏黑比面色發青、發暗又進了一步，黑代表的是身體內有污濁之氣，代表的是功能低下。當一個人面色發黑，又不是太陽曬出來的，而是毫無光澤的暗色，那就說明這個人體內的各種毒素已很多了。如長期便秘的人，腸道內積蓄了許多的毒；如腎功能不好的人，血裡的毒不能從腎臟排出去，積蓄在體內，使臟器的功能低下，時間久了，身體內的毒素積累得多了，自然就變得污濁了。血都污濁了，面色怎能乾淨？自然也就發黑、發暗了。

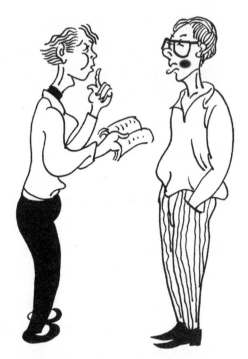

　　只有及時驅除身體內的寒濕，讓身體內外不再受寒，同時多吃補血、補腎的食物，發黑、發暗的面色才會慢慢消退。

　　為什麼腸道和腎臟的功能會減退？為什麼它們應該完成的工作不能正常完成？那是因為腸道和腎臟沒有獲得充足的血液，沒有吃飽，排泄身體廢物的工作能力自然就下降了。只有讓腸道和腎臟吃飽，它們才能正常地工作。

　　腸道和腎臟最怕的都是寒涼，所以避免受寒涼，不吃寒涼的食物，多吃易消化的補血、補腎食物，及時祛除身體內的寒濕很重要。當胃腸道、腎臟的工作環境是溫暖的、舒適的、放鬆的，同時又「吃飽」了，它們工作狀態良好，功能就能很好發揮，就

能及時清除身體內的各種污染物、毒素。

　　道理簡單，實施起來只要每個人每天對身體做到用心、細心、關心就能達到的。當身體內氣血充足了、溫暖如春了、經絡通暢了、臟器功能得到恢復，身體內的垃圾能隨時排出去，血液乾淨清爽，面色自然就會隨之變得乾淨、白　、紅潤了。

面色有光澤、無光澤，有彈性、無彈性，細膩、粗糙？

　　面色無光澤、無彈性、粗糙，都是由身體內血液是否充足、經絡是否通暢決定的。身體內血足、經絡通暢、血上到面部的自然就多，面部的皮膚得到充足血液的營養，自然就會有光澤、有彈性，而且會顯得細膩、光滑。

　　身體內血少、血稀、經絡運行不暢，血上到面部的自然就少，面部的皮膚缺乏營養、缺乏血液的滋潤，自然就無光澤，沒彈性，乾巴巴的，皮膚也顯得粗糙、極易長皺紋。所以要想臉色好看、皮膚細膩、皮膚上皺紋少，只有認認真真的做好食療，認認真真吃好一日三餐，並保證充足的睡眠，才是正確之道。當你的氣血補足了，自然就會顯得年輕、漂亮了。

有雀斑、無雀斑，雀斑都長在面部具體哪個部位？

　　大家注意觀察，孩子的臉上是不長斑的，健康的人臉上也是不長斑的，長斑最多的是女士、老人。幾十年前我們常見到的是生過孩子的婦女長斑，生過孩子幾年以後，斑會慢慢地褪去。現在長斑的女士越來越多，許多還沒生孩子的姑娘，臉上也開始長斑了。

　　某次，一位朋友帶著他的女朋友，讓我看看她身體如何，她才 30 出頭就滿臉的斑。我只要看到臉上長斑的年輕女士，我就差不多知道她的飲食和生活習慣了，她一定貪吃水果，而且還貪涼，平時穿的衣服較少。一問，果然證實了我的判斷。這位女士每天離不開水果，頓頓不離水果，另外，這位女士不僅夏天愛穿裙子，天冷了也常常穿裙子，即使穿褲子也穿的很薄。有了這兩條，只要是長年不改，十有八九這女士臉上就會長斑。

　　為什麼？一般來說，長年吃水果的人，把水果當飯吃的人，主食、肉類、魚、蝦、蔬菜吃的就相對較少，而水果多數屬性寒涼，我們大家知道，水果多數一年只生長一季，長年都在吃水果的人，多數吃的都是在冷凍庫裡儲存的，或經化學保鮮處理過的水果。吃水果的目的是補充維生素，維生素必須是在新鮮的食物中才能獲得，而一年中有半年的時間是不產水果的，在中國大多數地區，只有 5 月到 11 月才能吃上新鮮的水果，而在另外半年裡吃的都是不當季、不新鮮的、經過冷凍儲存、經過保鮮處理過的水果。

　　本該為身體補充的維生素品質得不到保證，卻又在寒冷的季節吃下一大堆從冷凍庫裡拿出來的寒涼的水果，你想沒想過，這會對身體產生什麼影響？

　　天天吃、長年吃水果的人，有半年的時間吃水果的目的是達不到的，卻將大量不新鮮、屬性寒涼的東西天天往肚子裡填，還經常將它們當成主食，久而久之，能不營養不良？能不血液污染嚴重？能不血液變少、變稀嗎？長斑就是皮膚下的垃圾多，就是皮膚下的血液少、循環差，帶不走這些垃圾，久而久之，這些垃

坂留存在皮膚下，反映到皮膚表面，就長斑了。

長斑的人，臉上都無光澤，身體往往還會有一大堆的病。

面頰長斑的人，易生婦科病，月經不調、乳腺腫塊、卵巢囊腫、子宮肌癌等都是常見的。很多女士大量吃寒冷的食物，又愛美，腿總處於受涼的狀態，腿部的血管、經絡也都隨之收縮。夏天在空調房間裡，男士們穿著長褲、皮鞋，女士們經常是短裙、涼鞋，常常連襪子都不穿，天冷了，又怕穿多了顯得臃腫，天涼了還穿著薄薄的褲子，兩條腿總處在收縮的狀態，血液和經絡都運行不暢，久而久之，能不發生淤堵嗎？

所以，長年貪吃水果的女性，長年兩條腿受涼的女性，不但容易臉上長斑、面部無光澤、無彈性，容易過早衰老，還極易長各種的良性腫瘤、惡性腫瘤，甲狀腺、乳房、子宮、卵巢、子宮頸都易發囊腫、增生、肌瘤，嚴重的還會引發癌症。

我見過太多這樣的例子，我一次次的給女士們提醒，一遍遍地勸說，希望女士們能夠改正不良的生活習慣，已患病的還能聽得進，儘量改正，但很多年輕女士根本聽不進去，仍然我行我素。

這些女性毀壞的不只是自己的身體，重要的是這些年輕的女性將來還要去孕育孩子，在這種血液下發育成長的孩子，身體怎能健康呢！為什麼現在孩子的疾病越來越多，體質顯得越來越差？

就是這幾十年來，我們吃到了以前沒有吃到過的冰的、反季節、跨區域的各種寒涼的食物、水果，空調的發明又增加了身體受寒涼的途徑，使得現在的女士身體素質明顯下降，生出的孩子體質也先天不足，這是現在孩子多病、體質弱一個不容忽視的重要原因，家長對此負有不可推卸的責任。

年輕的女性，往往聽不進去勸說。聽不進勸說，不改掉不良的生活習慣，將來就必須承擔應有的後果，而這個後果就是她們到了中年、老年時，都將與各種疾病為伴，她們下一代的身體也大都受到牽連。

有的人是鼻子上長斑，說明肝膽功能不好。這些人應該少吃辛辣、上火的食物，多吃性平的補血食物，多運動。

有的人是眉梢處長斑，說明肝血不足。這種人身體內血少、血稀，只有加強營養、保證充足的睡眠，氣血充足了，淤斑才會消褪。

有的人是眼睛下長斑，說明這些人睡眠品質不好，甚至失眠嚴重，同時這些人大多還存在腎虛的現象。縱欲過度會造成腎虛，人流次數多的女性同樣腎虛，也容易在這個部位出現色素沉著。

有的人是臉的兩邊靠近發際處長斑，這種情況代表著腎虛、腎寒。

不論是什麼地方長斑，只要長斑了，就說明身體內的氣血不足，經絡不通暢，說明身體內的血液污濁，不像之前那樣清爽、乾淨了。這時，在飲食上一定要注意選擇吃當季的新鮮食物，儘量少吃儲存時間長的食物，少吃加工過的方便食品。

特別提醒女性朋友，要少用化妝品，儘量減少身體內垃圾的來源，同時注意身體的保暖、不貪涼，不再吃寒涼的食物，多吃有營養、易消化的食物，多到室外散步、運動，經過精心調理、呵護，各種斑都有可能在經絡暢通及血液充足的情況下慢慢淡化，慢慢消失。

有痘、無痘、痘長在面部具體哪個部位？

幾十年前，只有年輕的人才會臉上長痘，所以叫「青春痘」，而且一般情況下，過了青春期痘就不再長了。

現在的情況是，孩子臉上長痘，年輕人臉上長痘，中年人臉上也長痘，一長就長了幾年、十幾年，並且反反覆覆發作，臉上斑斑點點、凹凸不平的人隨處可見。

現在的人，很少有臉色白裡透紅，皮膚細膩，富有光澤，富有彈性，無斑、無痘的了。這是為什麼呢？按理說，現在生活條件好了，臉色應該更好才對呀。原因就在於，現在的人從孩子時候起，就吃不到新鮮、無污染的食物了，再加上各種冰的、寒涼的食物、水果長年食用，各種含有防腐劑、添加劑的食品長期食用，造成身體內部污染嚴重，造成血液品質明顯下降，血液雜質多、寒濕重，自然人的面孔也就變得污濁、難看了。

長痘必定與身體內經絡淤堵有關。凡是身體內寒濕重、經絡不通的人，再吃容易上火的、辛辣的、溫性的食物，這些食物中帶來的熱不能很快地遍佈全身，因經絡的運行不暢極易在局部堆積，上火的食物氣都是往上行的，這些熱自然就會向上衝，面部受害就不可避免了，淤堵的火就從臉上冒了出來。

現在的人與幾十年前的人相比，飲食上最大的變化就是隨時能吃上反季節的蔬菜，隨時能吃到水果，隨時能喝上冰的飲料，這些變化的共同特點就是不斷地給身體內部降溫，就是讓身體內部的血管、經絡總處在收縮的狀態，再加上空調的廣泛使用，在夏天人們也生活在涼爽的環境裡，這樣的內外夾攻，使人處於寒涼的內外環境裡，身體怎能不寒涼？經絡又怎能通暢？人怎能不

生病呢？

　　長期貪涼的人，結果往往不只是長痘痘，熱毒往外發時長的是痘痘，要是往裡發呢？長的可能就是囊腫了，久而久之，就可能變成腫瘤、癌症。

　　知道了長痘痘的原因，消痘痘的辦法也就有了。長痘痘首先是在提醒你身體內經絡有淤堵的現象了，這時你首先要做的就是避免受寒，少吃寒涼食物，增加室外的運動，用總論中介紹的各種祛寒濕的方法，祛除已留存在身體內的寒濕，多吃補血、補腎、燉的爛的、軟的易於消化吸收的食物，慢慢地就會發現，痘痘冒出的機率會越來越少。

　　每次冒痘痘的時候，一定要尋找原因，有的是吃了辣椒後冒痘痘，那你就在少吃寒涼食物的同時，避免吃辣；有的人是吃了炒貨（如瓜子、蠶豆、花生等）、油炸食品、膨化食品（如泡麵、魚酥、蝦片等）後長痘痘，那你就停掉這些食品；有的人是吃了巧克力，喝了咖啡會長痘痘，那你就不吃巧克力，不喝咖啡……這樣，配合上面的方法，祛痘的效果就更好了。所以祛痘痘必須綜合治理，只有做到綜合治理，效果才會明顯、持久。

　　當臉上冒痘痘時，在祛除了病因的同時，你可以在痘痘的上面貼上切得薄薄的生馬鈴薯片，待馬鈴薯片乾了就換新的，多換幾次，除痘痘的效果很明顯。

　　額頭上冒痘痘的人，是氣血兩虧之人，這些人的脾胃消化功能極弱。遇到這種情況，我建議他們務必停掉所有寒涼的食物，多吃易消化的，軟、爛的，性平、性溫的食物，同時避免吃辛辣、上火的食物，這樣才能解決問題。

鼻子周圍長痘的人，是肺經不通暢。有這種情況的人，要避免受涼，注意保暖，睡覺時一定要蓋好被子，同時不要再吃辛辣上火的食物。

　　嘴唇周圍長痘痘，說明這人平時就愛吃寒涼的食物，傷了脾胃，再吃辛辣上火的食物，就冒痘痘了。建議這些人不要再吃任何寒涼、辛辣的食物，這樣才有可能解決痘痘的問題。

　　下巴及臉的兩側長痘痘的人，多數存在腎寒、腎虛的問題，若再吃辛辣上火的食物，就容易冒痘痘了。這種人最好是做做全身的熏艾條，一般都能較快地祛寒濕、通經絡，同時再配合食療，不吃寒涼、辛辣上火的食物，痘痘也會慢慢消掉的。

　　偶爾長痘痘，是與吃錯了食物有關，祛除病因就沒什麼大問題了；若是長年反反覆覆長痘痘，那麼就說明這個人一定存在經絡不通的問題，說明身體內寒濕重，這種情況下，必須對身體進行全方位調理，通過調理，不但可消掉痘痘，還可以祛除身體內其他疾病的隱患。

5、眼睛：眼白色青、色黃、有血絲、有淤斑、有黑點？眼下色青，眼皮腫，有乾澀、無乾澀？昏花、流淚、痛、癢、近視、遠視、老花？

　　眼睛是心靈的窗戶，「百脈朝目」，看看孩子清澈、明亮、有神、轉動靈活的眼睛，再看看老人混濁、昏花、無神的眼睛，就知道眼睛的變化是和年齡、身體狀況、衰老、退化等密切相關的。

　　當眼睛是明亮的、有神的，眼白是白的、乾淨的，眼睛轉動

靈活，隨時都能睜得大大的，沒有乾澀，沒有痛、癢，眼皮不浮腫，說明這人的氣血是充足的，經絡是通暢的；當一個人感到眼睛乾澀了，眼睛睜大了感到累了，睜得越來越小了，說明身體弱了，氣血不足了，眼睛的供血減少了，眼睛自然就易疲勞了，沒勁了，睜不大了。

「人老珠黃」，隨著年紀的增大，隨著氣血不足的加重，眼睛的供血減少，眼睛周圍血液循環變緩了、經絡運行不暢了，代謝產物不能及時排出去，清澈的眼睛慢慢地就混濁了、發黃了、發暗了、長斑了、有黑點了。

所以，只要是氣血不足，只要是經絡不通暢，各臟器都會出現功能低下，都會出現淤堵不暢的症狀，只是因為各臟器的功能不同，所呈現出的病變也就千差萬別。但萬變不離其宗，道理只有一個，保證充足的血液、經絡的暢通，體內的溫度適宜，各臟器就能發揮它應有的功能，就能保持健康的狀態。

小孩子眼睛供血不足，就會出現弱視、近視；中年人眼睛供血不足，就會出現老花；老人眼睛供血不足不但會老花，還會昏花，視物就不清了。

小孩子眼睛經絡不通，就會癢、難受，因此會出現擠眼睛、揉眼睛這些小動作。孩子出現了這些情況，家長就要從保證孩子全面營養入手，注意合理飲食，注意不要讓寒涼進入孩子的身體，注意食物的合理搭配，少吃魚蝦、炒貨（如瓜子、蠶豆、花生等）、膨化食品（如泡麵、魚酥、蝦片等），多吃易於消化、性平的各種肉類。同時每晚按壓孩子第二、第三腳趾的眼睛反射區幾十下，從內部疏通、放鬆眼部周圍的經絡，就能有效緩解孩

子眼睛出現的這些不適。

　　中年人眼睛經絡不通，就會出現發痛、發脹、流淚、乾澀等症狀。這時的治療方法與孩子是一樣的，保證充足的營養，不吃寒涼、辛辣上火的食物，再按摩腳上第二、三腳趾的反射區，眼部不適同樣能緩解。

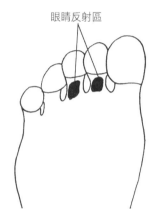

眼睛反射區

足底的眼睛反射區。

　　老人眼睛經絡不通，不只是痛、脹、流淚、乾澀，因為還伴有血供明顯不足，因此眼睛的營養狀態很差，代謝產物堆積嚴重，就容易出現白內障，嚴重的還會失明。但這些症狀都是一個慢慢發展的過程，要想改善，也需要一個慢慢調理的過程，只有從改善供血、加強營養、保持體內溫度適宜等方面入手，透過努力，使全身的血液充足，使經絡變得通暢，才能延緩眼睛衰老、退化的進程，才能避免或慢慢消除這些不適症狀。

　　眼睛乾澀的人首先不能吃辛辣、上火、燥熱的食物，薑、蒜、炒貨（如瓜子、蠶豆、花生等）、膨化食品（如泡麵、魚

酥、蝦片等）都儘量不吃或少吃。也不能吃瀉氣的食物，如蘿蔔、山楂、菊花茶等，特別是不能吃有利尿排濕功能的食物，如紅豆、薏仁米、綠豆、西瓜、黃瓜、冬瓜，這些食物都具有利尿的作用，經常吃會加重眼睛的乾澀。特別是老人，氣血虧虛嚴重，常吃這些食物很容易加重眼睛乾澀、癢、痛、昏花等症狀。

眼睛已出現乾澀的人，不要用艾葉或中藥泡腳，儘量少做腳底和腿部的按摩、敲打，這些都是引血往下行的，只能加重頭面部的缺血，加重眼睛的乾澀。

眼睛有血絲的情況，在熬夜的人、睡眠不足的人身上多有發生，眼睛長期有血絲的，就說明這個人身體總處在疲勞狀態，又沒有得到及時的休息，氣血不是太足，因供血不充足，眼睛的疲勞總不能得到緩解。這種人，平時很常見，多數都是生活沒有規律的人。一個人如果總是不能按時吃飯、睡覺，眼睛就會通過出血絲反反覆覆提醒你。如果你還是一如既往地過分消耗自己的身體，時間久了，重病纏身可能就在所難免了。

眼睛下面發青、發黑，多數與睡眠不足、腎虛、腎寒有關，只要做到身體不受寒涼，不吃寒涼的食物，並注意節制性生活，適度運動，並保證充足的睡眠，能夠改善眼睛下面皮膚的顏色。

眼下有眼袋的人，多數也是平時貪吃、愛吃寒涼食物的人，這種人還往往痰多，這是身體內濕邪重造成的。祛濕邪最好的辦法是避免寒涼，不吃寒涼，並採用全身熏艾條的方法。

全身熏艾條是祛寒濕最快的方法，可以一周熏一次，通過熏艾條減少身體內的寒濕，並能促進經絡的通暢。再堅持做背部撞牆的運動，疏通背後的經絡，每天做 15 ～ 20 分鐘，每晚堅持溫

水泡腳，驅寒通經絡，利於睡眠，長年堅持，眼袋就會慢慢變小甚至消失的。

眼皮腫與腎虛、腎寒有關，各種與腎臟有關的疾病，如腎炎、腎盂腎炎、腎臟功能虛弱、血尿、蛋白尿的人，往往都會早上醒後眼皮腫，說明腎臟虛弱，說明腎臟寒氣重。當一個人並沒有明顯的腎臟方面疾病，早上醒後也經常眼皮腫，那是在提醒你，你的身體內寒濕重了，已傷到腎臟了。

有的人說只要晚上喝水了，第二天眼皮就會腫，如果只是喝水的原因，那為什麼也有很多人晚上喝水第二天眼皮並不腫呢？由此可見並不是喝水的原因，真正的原因是和前一天所吃的食物寒涼有關。如果你的腎本身就虛弱了，再遇到寒涼，它就會用不同方式提醒你，眼皮腫就是一種提醒。只要忌掉了寒涼，多吃補血、補腎、有營養、易消化的食物，慢慢地，腎氣足了，眼皮就不會再腫了。

6、耳：大、中等、小，骨多肉少、肉多骨少，耳朵柔軟、耳朵僵硬，耳垂是否飽滿（是、尚可、肉薄），耳垂上有一條自前上到後下的明顯皺褶的斜線紋（明顯、較輕、沒有、有一條、有幾條細小的紋），有無耳鳴、耳聾、耳癢、耳痛，耳中是否流水，以前患過中耳炎、沒患過中耳炎？

腎為先天之本，腎又是開竅於耳的，藉由看耳朵的外形就能大致知道這人先天腎氣足不足，也能大致知道這人在母體內的營養狀況如何。

耳朵較大，肉多骨少，耳垂飽滿，耳朵柔軟，代表的是這人

先天的營養狀況不錯，先天的腎氣還是挺足的；相反，一個人耳朵偏小，肉少骨多，耳垂薄薄的，耳朵僵硬，代表這人在母體裡沒有獲得充足的營養，體質屬於先天不足。

隨著年齡的增長，耳朵會長大一些，但外形變化不大。根據我的觀察，現在的人身體素質並沒有隨著生活水準的提高而變得越來越好；相反，很多人的體質卻變得越來越差。再看看耳朵，也越來越小。

現在老人的耳朵普遍比中年人大，中年人的耳朵普遍比年輕人大，這是和人們飲食的變化有關的。由於農藥化肥的濫用，化學技術的普遍運用，從食物源頭到食物加工的各個環節，都增加了食物的污染程度，被污染的食物不但本身的營養價值大大降低了，對身體的補益作用也打了折扣，而且還污染了我們身體的內環境。

隨著種植技術的提高，運輸的便捷，反季節的、跨區域的蔬菜、水果吃得太多，寒涼的食物、冰的食物吃得太多，這一切都造成血液的品質越來越差，在這種條件下生出來的孩子，自然先天都存在不足，耳朵也就偏小偏僵硬，也比較容易患上各種疾病。

耳垂上有一條明顯斜線紋的，多數都是心肌缺血、心臟功能弱的人。這裡的經絡直通心臟，當耳垂這邊的肌肉開始鬆弛、變薄的時候，它實際上是在提醒你：你的心臟功能已開始減弱了，如缺血仍得不到改善，耳垂處的肌肉就會開始出現萎縮，慢慢地就形成了細小的皺褶，如果進一步發展下去，細小的皺褶就變成了一條深深的斜紋，出現了這條斜紋，你肯定會經常感到胸悶、

不適了。

　　只有讓心臟重新獲得充足的血液供應，保證心臟周圍的經絡通暢，持之以恆，這條紋才有可能會慢慢地變淺。最重要的是要保證全身氣血充足，大鍋有了小碗才能盛滿，也就是說只有認認真真地吃好、吃對每一頓飯，保證充足的睡眠，心臟才能獲得充足的血液，才能吃飽了飯為你的身體好好工作，這是最基本的前提。同時不吃寒涼的食物，不使血管遇冷而收縮，並注意適度的鍛鍊、活動，就能保證身體內的血脈通暢。當改善了心臟生存的環境後，心臟功能自然就會慢慢地強壯起來。

　　就因為耳垂處的經絡直通心臟，所以重按耳垂，是我最常用的急救手段。當發現病人昏迷、失去知覺，或心裡憋堵得難受時，我最常用的就是用雙手用勁按壓病人的耳垂。一定要使出全身的力氣重捏，可以幫助病人甦醒，促使其很快恢復知覺，也能緩解心裡憋堵的症狀。這個部位是最好找的，也是最容易操作的，希望大家都能學會這一招急救的措施。

　　我自己的體會是，這一招比掐人中、比心臟的按壓效果來得更快更好。遇到過好多次突然昏迷的病人，我都是在掐了人中、按壓了心臟病人仍未甦醒時，再試著用勁按壓耳垂，病人都能慢慢的甦醒過來；如病情嚴重，再送醫院救治。重捏耳垂讓病人甦醒，是為搶救病人爭取了最寶貴的時間，大大降低了突發死亡的機率，但因重症、全身衰竭而引起的昏迷，就不是按壓耳垂強刺激經絡就能挽回生命的，這種急救措施適應於平時看起來好好的，或病得並不是太嚴重而突然昏迷、失去知覺的人。

　　請讀者嘗試著使用這一招，可以和其他辦法配合使用。如果

您覺得的確有效，可以把這一招傳授給更多的人，讓大家都學會這種簡便易行的、有效的急救措施，這樣就能挽救很多突發急症的病人。

特別家中有心臟病人的讀者，要學會這一招，發覺病人心裡不舒服時，隨時按壓耳垂，就能緩解症狀。以後再注意從各方面進行綜合調理，當身體內氣血充足、經絡通暢後，是可以慢慢改善和恢復病人的心臟功能的，就不會發生心臟因缺血、因血管閉塞、因經絡淤堵而發生的猝死。

耳鳴：

患有耳鳴的人，小手指的外側多數都有青筋，這種人先天腎氣就不足，如果腎氣虛沒有及時改善或身體的營養狀況不好、氣血不足，身體內寒濕重，再遇到誘發耳鳴的各種因素，如用藥、失眠、疲勞過度、雜訊過大，就極易出現耳鳴了。耳鳴是一個很難治的病，只有等全身的氣血充足了，腎臟吃飽了，腎氣足了，血能夠上頭、上耳的多了，耳鳴才能夠減輕或消失。

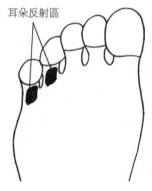

足底的耳朵反射區。

耳聾：

　　耳聾是指耳朵的聽覺功能喪失了。很多人的耳聾是因為小時候注射了鏈黴素、慶大黴素等藥物後引發的藥物性耳聾。

　　為什麼注射鏈黴素、慶大黴素的孩子很多，只有少數的孩子發生了耳聾？這要從不同孩子不同的體質上找原因。可以說，藥物只是一個誘因，主要原因是這些孩子先天的腎氣不足，耳朵本身的發育不完善，再遇到一個外在的誘因，就耳聾了。這些孩子的母親一定是在懷孕期間吃了某些大寒的食物了，同時營養狀況又不是太好，導致孩子先天的腎氣不足。

　　老人的耳聾，與衰老有關，而衰老就是腎氣虛。老人氣血兩虧，平時若貪吃寒涼的食物，就極易傷害腎。而耳聾的老人如果能注意營養，多吃補血、補腎，易於消化、燉得爛的食物，同時避免一切寒涼，腎氣可以慢慢恢復。腎氣慢慢充足後，老人耳聾的程度會逐漸減輕，是有可能慢慢地恢復聽力的。

　　耳痛、耳癢、流水、中耳炎，都是由於腎虛，加上耳周圍的經絡不通所引起，這時如果再吃上火的、辛辣的食物，就易引發中耳炎。這時最好是先用艾葉水泡腳，將虛火引下去，不要再吃魚、蝦及各種上火的食物，食物以肉類、性平的蔬菜為主。注意：虛火引下去之後，就不能吃寒涼的食物了，再配合按摩腳趾第四、第五耳朵的反射區，多喝水，慢慢調理，耳部的各種不適都是可以慢慢緩解甚至消失的。

7、鼻：鼻通、鼻不通（經常、偶爾），愛打噴嚏（經常、偶爾），流鼻血（經常、偶爾），流清水鼻涕（經常、偶爾），流膿鼻涕（經常、偶爾），嗅覺靈敏、嗅覺遲鈍？

吸氣、呼氣感覺通暢，不流鼻涕，嗅覺靈敏是鼻子正常的功能狀態，只要鼻子的供血減少，經絡不通，鼻子的功能就會發生異常。

最常見的就是受涼後，鼻子不通了，愛打噴嚏了，愛流清水鼻涕了。肺開竅於鼻，肺又主皮毛，只要是身體外部受涼，影響到的首先是肺，而肺開竅於鼻，所以馬上由鼻子報警，告訴主人：你的身體受到寒邪的侵襲了，該注意保暖了。

吃的寒涼的食物多了，也會引起身體內部的寒涼，也會流清水鼻涕。但不是說一吃寒涼食物就會流清水鼻涕，要等寒涼積蓄到一定程度後，特別是已影響到了腸子的功能，比如引起腹痛、腹瀉了，鼻子才會有反應。為什麼？因為肺與大腸相表裡，大腸寒了，肺也會寒，大腸氣虛了，肺也會虛，影響到腸子的功能，說明寒氣已經積聚到一定的程度了。

所以鼻子出現的各種不適，都是與受涼，貪吃寒涼以及鼻子的血液供應不足、經絡不通有直接關係的。按照這個道理，當我們避免寒涼，不讓身體受涼，注意保暖並不再吃寒涼的食物，就可能避免鼻子因寒涼引起的鼻塞、流清水鼻涕及打噴嚏。

現在患過敏性鼻炎的人越來越多，過敏性鼻炎的症狀就是打噴嚏、流清水鼻涕。醫生總是想盡辦法去尋找過敏的原因，其實，過敏性鼻炎的人自己都清楚，當他身體狀況好、體質強的時候，過敏的程度就明顯減輕了，而當他體質弱的時候，過敏程度

馬上加重。而一個人只有吃好、睡好、不受涼，自然身體好，抵抗力強，而常常受涼的人，幾乎沒有一個是身體好的人。

現在人受涼來源最多見的，一是睡覺時被子沒蓋好，只要是長年將手臂放在外面睡覺的人，不論孩子、大人、老人都極易患上鼻子以及咽喉、氣管、肺的毛病，他們每天都受涼，每天都傷害這些臟器，久而久之，能不生病嗎？二是夏天在空調房間生活的人，室溫調得太低，在室內外溫差較大的環境下，也極易患上與鼻、肺有關的疾病；三是不好好穿鞋，愛穿薄襪或赤腳在家走路的人，也易患上鼻、肺的毛病，同時還極易影響胃、腸，易胃痛、肚痛、腹瀉；四是：有些女士愛穿短裙、愛穿短上衣，一彎腰就將腰露出來，這些人同樣易患上這些毛病。

鼻子的血液供應不足，一是指全身的血量不足，自然鼻子的供血就不足；第二是因為鼻子在頭面部，氣虛的人就會出現血打不上去的情況，這也會引起鼻子的供血不足。所以常吃瀉氣食物的人，常常腹瀉的人，常常用瀉藥治療便秘的人，常做易造成瀉氣的腿、足按摩的人，同樣易患上鼻子、咽喉、氣管、肺上的多種疾病；三是因為鼻周圍的經絡不通造成供血不足。

治療這些病，也只能在生活中注意讓身體少受寒涼，少吃寒涼的食物，少吃瀉氣的食物，少做瀉氣的按摩，同時多吃補血、補腎、易消化的食物。當氣血補足了，寒濕祛掉了，同時多到大自然中呼吸新鮮空氣，多做運動疏通經絡，再保證充足的睡眠，鼻子、咽喉、氣管、肺的功能自然都會得到加強，就能重新回到正常的工作狀況，那麼，與這些器官有關的疾病自然也就會緩解甚至消失了。

流膿鼻涕：

同時具備上面說的各種情況，又吃了上火、燥熱的食物，同時經絡還不通暢，出現流膿鼻涕的機會就大增了。偶爾出現膿鼻涕，只要多喝水，不再吃上火的食物，多到室外活動，疏通經絡就能緩解症狀。

如果反反覆覆流膿鼻涕，小孩可以用大蒜敷腳心，一次半小時，隔幾天再敷一次，一般情況下，敷兩次，膿鼻涕就不再流了。同時要注意調整飲食習慣，不能吃上火的食物，也不能吃寒涼的食物，只能吃性平的食物；要讓孩子多喝水，多到室外玩耍，不要讓孩子再受涼了；為了防止孩子蹬被子，晚上可以給孩子睡睡袋。經過綜合調理，孩子流膿鼻涕的現象是完全可以得到控制的，長期堅持，孩子是不會輕易流清水鼻涕、膿鼻涕的。

大人流濃涕也可以用以上方法，只是敷大蒜的時間可以長一些，達到一個小時左右，還可以做背部的刮痧，或自己經常用背撞牆，這些辦法都可以幫助疏通膀胱經，只要後面的膀胱經是通暢的，不發生淤堵，流膿鼻涕的現象就可以得到解決。

流鼻血：

吃了上火、補氣、溫熱、燥的食物易流鼻血，這是普遍現象，停掉這些食物後就不會再流鼻血了。

小孩子如果已經不吃這些食物還反反覆覆流鼻血，就說明孩子陰虛火旺，這個火是虛火，為什麼會有虛火呢？這是因為身體內的血少，滋潤不了臟器後引起的燥。這時關鍵是注重孩子的一日三餐，多吃性平的、易消化的各種食物，同時可以用大蒜敷腳心泄虛火。但這裡要提醒家長朋友，用大蒜敷腳心，最多只能敷

二次，不能多敷，多敷瀉氣過重，反而會傷害身體。

敷腳心的目的是為了給孩子食補開道，但好多家長只給孩子敷了腳心，食療卻沒跟上，營養沒跟上，孩子反倒顯得更虛。所以反反覆覆流鼻血的孩子，只有認認真真吃好每一頓飯，少吃零食、少喝飲料，儘量不吃冷飲，並保證充足的睡眠，多到室外活動。當體質強壯後，孩子流鼻血的次數會越來越少。

這類孩子身上同樣還存在寒濕重的問題，因此，保暖、祛寒必須同時兼顧，只有綜合調理，才能徹底治癒這種反反覆覆流鼻血的毛病。

大人吃上火的食物，不像孩子那樣容易流鼻血，但會在擤鼻涕時發現夾帶有血絲，那是在提醒你，上火的食物吃得多了，要減少或停掉這些食物了。如果不是常吃上火的溫性的食物，不是常吃乾燥的炒貨（如瓜子、蠶豆、花生等）、膨化食品（如泡麵、魚酥、蝦片等），以及補氣的食物，擤鼻涕時總有血絲，都說明了鼻子裡有發炎、破潰的地方。

為什麼發炎長期不退？為什麼破潰長期不能癒合？這是因為鼻子部位的血液量太少了，充足的血液就是消炎藥，能夠修復受損、破潰的部位。所以又回到那句老話上了，認認真真吃好、吃對每一頓飯，只有有營養的食物才能補上身體內虧空的血液，只有保證充足的睡眠，因為在睡眠安靜的狀態下，各臟器自我修復的能力是最強的。同時不吃寒涼的食物，不吃瀉氣的食物，多到室外活動，並注意保暖，當身體內血液充足、經絡通暢後，各種破潰都能長好，各種炎症也能消退，鼻涕裡也就不會再出現血絲了。

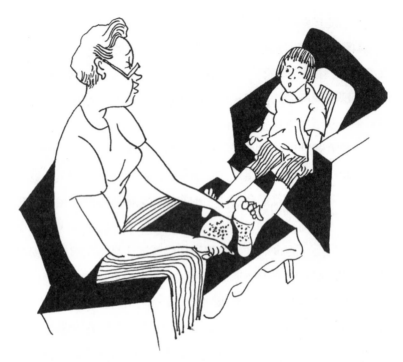

用大蒜敷腳心，泄虛火、燥火的作用較強，但不能多用，多用會引起氣虛，只能偶爾使用 1～2 次。

這種慢性的、長期出現血絲的狀況若得不到重視，長期得不到緩解，慢慢地就可能會發展成鼻咽癌。

只要我們祛除可能對鼻子會產生不良影響的各種因素，悉心愛護自己的身體，就可以極大地減少各種大病發生的幾率。就是發展到了鼻咽癌，只要我們遵循上面治療的規律，從量變到質變，配合治療，鼻咽癌也是有可能慢慢消退的。

8、咽：咽乾（經常、偶爾），痛（經常、偶爾），癢（經常、偶爾），有異物感（經常、偶爾），無異物感，早晨刷牙有乾嘔（經常、偶爾）、無乾嘔？

咽喉部是呼吸的空氣和吃進體內的食物都要經過的地方，所以氣管、鼻子出現不適時，身體外部受寒涼時，咽喉部都會有所反應；當脾胃的消化功能不好、虛弱，以及吃進的寒涼食物較多，也會引起咽喉部的不適。

但畢竟咽喉部只是一個小小的器官，它的生存條件、獲取健康的途徑同樣是充足的血液、暢通的經絡、適宜的溫度，只要是這三點能得到保障，咽喉部就不會出現不適，這個時候的咽喉部應該是濕潤的、清亮的、舒適的，而這三點中只要有一樣得不到保證，如供應咽喉部的血液減少後，咽喉部就會出現乾、澀的不適感，講話多了很容易沙啞。

如果咽喉部周圍的經絡運行不太通暢，有淤堵的情況出現，先是會出現癢的症狀，這是在提醒你，你咽喉部的經絡不太通暢了，不太通暢的結果除了淤堵外，還會引起局部的血液供應相應減少，所以淤堵和血供的減少，往往都是同時存在的。如果你沒有及時疏通經絡，不通則痛，咽喉部接下來就會開始出現疼痛。而長久的淤堵，長久的慢性缺血，很容易引起咽喉部長期的慢性疾症，比如咽喉部增生肥大、咽喉部長息肉、咽喉部長腫瘤等等。

還有一點需要提醒的是，要保證咽喉部適宜的溫度。人體的溫度是受外界溫度和所吃食物的能量和屬性影響的，外部受涼或燥熱會影響咽喉部的溫度，所吃食物過涼、過熱、過燥同樣會影

響咽喉部的溫度。而溫度高、燥熱會使血液蒸發加快，容易因乾燥而缺血；如果溫度低，極易造成血管、神經、經絡的收縮，從而造成血脈的運行不暢，而遇冷收縮的不只是血管，血液遇冷後同樣也會變得凝重，血流的速度減慢了，咽喉部血液供應減少，抵抗力會因此下降。

咽喉部的工作任務如此繁重，呼吸要經過這裡，食物要經過這裡，人還要說話，因此，如果咽喉部的抵抗力下降了的話，無論大人、小孩，患咽喉部各種疾病就是不可避免的了。

咽乾：

偶爾出現咽乾，說明咽喉部出現了短暫性的缺血，與說話多了，唱歌唱久了，消耗咽喉部的血液過多有關。辛辣、上火、溫性的食物吃多了，體內燥熱，偶爾也會出現咽乾；運動後出汗多了，沒有及時補充水分，也會造成咽乾。祛除了上面所說的各種原因後，咽乾一般就會自然消失。

如果是長久的慢性咽乾，連睡覺的時候咽喉部在沒有消耗的情況下也出現咽乾的現象，那就是在提醒你，你身體內的血液總量不夠了，應該加強食療了。

這時，可以多吃性平的補血、補腎的食物，各種有營養、易於消化的食物；同時，辛辣、上火、溫性的食物，炒貨（如瓜子、蠶豆、花生等）、乾貨、膨化食品（如泡麵、魚酥、蝦片等）這些會加重身體內燥火的食物，應全部停掉，寒涼的食物也不要吃，慢慢地用食物補足血液，這種慢性咽乾的現象就會逐漸消失的。

咽痛：

　　偶爾的咽喉疼痛，多數與吃了辛辣上火的食物有關，或與受涼有關。這時多喝溫開水或淡鹽水，可以緩解辛辣食物對咽喉部的刺激。由於淡鹽水是清熱的，可以消內熱，咽喉疼痛會很快得到緩解。如果是受涼引起的咽喉痛，一是多喝溫開水，二是可以用艾葉水泡腳，泡到出汗，再多喝溫開水，咽喉疼痛就能緩解，同時注意保暖，不能再受涼。

　　如果咽喉疼痛持續發作，或反覆發作，那可能是存在咽喉部的經絡不通，再加上吃了上火的食物、補氣的食物，或遇到燥熱的空氣刺激，就很容易出現疼痛的反應。因為經絡不通時，泄火起的作用只是暫時緩解，必須同時疏通與咽喉部有關的經絡與反射區。例如：每晚用溫水泡腳後按摩腳上的扁桃體反射區、咽喉反射區各幾分鐘，有空時做背部撞牆 15 ～ 20 分鐘，疏通背後的

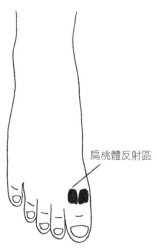

扁桃體反射區

腳上扁桃體及咽喉的反射區。

經絡，都能利於咽喉部周圍經絡的暢通。

在疏通經絡的同時，必注意身體外部不再受寒涼，不要再吃寒涼的食物，平時注意食療，加強營養，讓身體內血液充足，並保證充足的睡眠，這樣多管齊下，咽喉部就不會反覆出現疼痛了。

咽癢：

出現咽癢，這是身體在提醒你，你咽喉部位的經絡不是太通暢了，這時你應該做的事，一是少受涼，少吃寒涼；二是咽癢時多做幾次咽喉部的吞咽動作，連做七八次後，你會發現咽癢的症狀會得到一些緩解。

咽喉部有異物感：

偶爾有異物感，這是血液供應不足和經絡不通造成的，只要補足血液，注意休息，避免寒涼，異物感是可以消失的。

而咽喉部長期有異物感，那就是淤堵嚴重了，說明你缺血嚴重，這時的處理必須是用食療補足血液，避免一切寒涼的食物，避免一切瀉氣、利尿的食物。

在咽喉不疼痛的情況下，可以多吃溫性的食物，如鱔魚、海蝦、牛肉，這些高熱量食物是提氣的，可以使血液往上供的力量得到增強，能儘快緩解咽喉部缺血的症狀。同時，需要配合經絡的疏通，慢慢地，咽喉部有異物感的症狀就會得到緩解；長期堅持，咽喉部有了充足的血液、暢通的經絡、適宜的溫度，就能恢復到自然的狀態，功能運轉就會正常起來，自然，異物感也就會隨之緩解直至徹底消失的。

早晨刷牙有乾嘔：

乾嘔是經絡不暢的表現，是慢性咽炎的一個典型症狀。如果只是偶爾在早晨刷牙時出現乾嘔，說明你頭一天吃的食物有寒涼的了，這時你要想想都吃了什麼寒涼的食物，確定了寒涼食物後，以後不要再吃，祛除了病因，乾嘔會很少會再犯的。

如果長年貪吃寒涼的食物，同時又存在著咽喉部的經絡不通，這種人就會經常出現早晨刷牙時乾嘔的現象，這時你一定要停掉所有的寒涼食物，同時注意身體的保暖，不要再受涼，注意多吃性平、性溫、易於消化的各種有營養的食物，再用全身熏艾條的方法祛除身體記憶體在的寒濕，再配合每天背部撞牆 15 分鐘，疏通經絡，這樣，對改變乾嘔的現象是非常有幫助的。只要長期堅持做到這些，你會發現早晨刷牙時乾嘔的次數越來越少了，直至最後完全消失。

9、口腔：苦（經常、偶爾）、臭（經常、偶爾）、無味（經常、偶爾）、乾（經常、偶爾）、牙痛（經常、偶爾）、口腔潰瘍（經常、偶爾）

口腔是食物進入身體的第一站，酸、甜、苦、辣、鹹、燙、冷等等，都是口腔第一個感受到。正常、健康的口腔是濕潤的，沒有特殊的苦味、臭味、甜味，對食物的味道及冷燙都很敏感，也不應該出現疼痛、發炎、長泡、長斑、長腫瘤的現象。

口腔因每天工作繁忙，受到的各種刺激都是直接的，如吃的食物較燙、較辣、冰冷、較硬等等，第一個傷害的就是口腔，所以口腔很容易發生破損，但口腔黏膜的修復能力也是最強的，一

般不會超過一天，輕微的破損處都能修復，為什麼呢？

這要歸功於口腔中分泌的唾液，因為有豐富的唾液隨時營養、滋潤著口腔，保障了口腔的自我修復和癒合功能。大家知道，動物受傷後，大都有個本能，就是用舌頭去舔傷口，舔過的傷口很少發炎，容易癒合，為什麼呢？就是因為唾液既是好的營養液又是消炎藥。

口苦：

苦味不是口腔應該有的味道，那麼苦味是從哪裡來的呢？是來自於膽汁，膽汁是苦的，為什麼口腔裡會有膽汁的苦味呢？是由於膽汁往下運行受阻、運行不暢後反流上行。當口中總有苦的感覺時，這是在提醒你，你的肝膽經絡運行不暢，該及時地疏通肝膽經了。

疏通肝膽經的辦法有：每天背部撞牆 10 ～ 20 分鐘，還可以從上往下疏理兩側的腋下，一天 50 ～ 100 次，還可以每天早晚平躺在床上，上半身平躺不動，只是雙腿屈曲然後向左、向右側倒，直到腿碰到床，最大幅度地扭轉腰部，一次可做 50 ～ 100 下，能有效地拉伸、疏通兩側的肝、膽經，同時多到室外散步、運動，這些都能有效地疏通淤堵的經絡，緩解口苦的症狀。

長期口苦的人，不但說明肝膽經不是太通暢，同時說明肝、膽的功能也出現了不同程度的下降。這種情況下，補肝、保肝的措施也要跟上，如辛辣上火的食物，薑、蒜、辣椒都要少吃或不吃，儘量不要喝酒，少吃藥物，儘量不吃乾燥的炒貨（如瓜子、蠶豆、花生等）、膨化食品（如泡麵、魚酥、蝦片等），也不能吃補氣的山藥、黃芪、人參；多吃燉得爛爛的牛肉、豬肉、雞

肉、性平的蔬菜，性涼的新鮮蔬菜、水果也都能食用，並保證充足的睡眠，不要過於勞累。只要綜合各種方法，並且堅持下去，不但口苦的症狀會逐漸消失，肝膽的各種疾病也會隨著臟器功能的恢復而得到緩解，甚至可以慢慢自愈。

口臭：

　　臭是與污濁、腐敗相連的，口腔內的各種慢性炎症都會引起口臭，但很多人並沒有明顯的口腔慢性炎症，還是有很難聞的口臭，這與脾胃的消化功能弱有關。簡單地說，就是吃到肚子裡的食物不能被完全消化、利用，沒被利用的殘渣又沒能及時地被排出體外，久而久之，污濁、腐敗的臭味就會散發出來，氣味是往上竄的，因此，口臭就難以避免了。

　　脾胃的消化功能能否正常運轉，是與溫度密切相連的，當吃的食物過於寒涼，或身體內已寒濕過重時，消化道的血管總處在收縮的狀態，消化道就會缺血，缺血不但降低了消化道工作的能力，還會造成消化道應該分泌出的消化液量的減少，消化液量減少，自然又降低了對食物的腐化作用。

　　所以，每當遇到有口臭的人，我都會告訴他們不要吃寒涼的食物，多含生薑片，或每天早上用三片生薑煮水後沖一個雞蛋羹，在空腹的時候喝下去，能起到暖胃、暖腸的作用，同時還營養胃黏膜、腸黏膜。這樣長期堅持下去，那種讓人難堪的臭味會從你的口腔中消失的。但是，你如果又貪涼了，臭味還會捲土重來，當你及時袪除寒濕後，臭味又會消失了。

　　冬天裡，經常看到男士們不扣外套的扣子，大概他們認為這樣很有風度，但也許他們不知道，這樣做的結果，是讓寒風直接

傷了你的胃腸，有這種習慣的人，十有八九也會出現口臭的現象，所以注意保暖也是避免口臭很重要的一個條件。

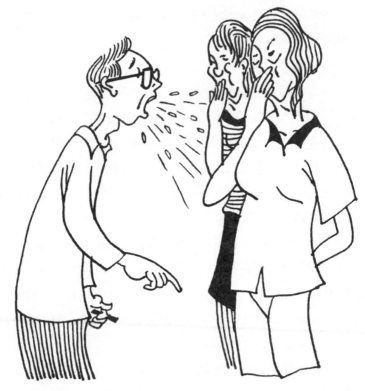

　　有口臭的人，常常令自己及周圍的人出現不悅，經常口含生薑片，少吃寒涼的食物就能避免或減輕口臭的現象。

無味：

　　這裡的無味指的是品不出食物的味道，口腔的功能正常是能品嘗百味的，品不出味道，代表著口腔功能的衰退。一般來說，只有口腔的供血減少了，口腔的經絡淤堵了，才會影響到口腔正常的功能。

當出現了口腔味覺功能下降時，這是在提醒你身體的總血量少了，血上頭的力量減弱了，經絡運行不是太通暢了，要注意加強食療了。這種情況下，怎麼加強食療呢？我的建議是，多吃補血、補腎、易於消化吸收的食物，不能再吃瀉氣的食物，也不能再吃寒涼的食物，否則會加重經絡的淤堵，不利於味覺的恢復。當全身的血液補足，經絡通暢後，口腔特有的品嘗味道的功能也就能夠恢復了。

也有的人是因為腦部長腫瘤或腦部血管出現梗塞，壓迫或營養供應不到通向舌部的神經，從而造成味覺的減退或消失。不論是長腫瘤還是腦血管的梗塞，雖然出現的結果很是凶險，其實病因都是因為腦部的供血不足、供血不暢所致。從根本上改善全身的供血，全身的血量足，血上頭部的自然就多；疏通全身的經絡就能改善腦部的淤堵。

要做到全身經絡的暢通，身體內外的保暖是確保經絡暢通的第一步，只要身體內溫度適宜，血管、經絡就會處在自然的放鬆狀態；身體外部受涼、身體內部寒濕重，自然身體內溫度偏低，就極易造成血管、經絡因收縮而發生淤堵。所以，疏通全身的血管、經絡，除了多到室外運動，每晚堅持用溫水泡腳，做一些適度的按摩外，重要的是對身體進行保暖，少吃或不吃寒涼的食物，並用總論中介紹的各種祛寒濕的方法，祛除身體內已留存的寒濕，就能放鬆因寒冷而收縮的血管、經絡。

血供充足、經絡通暢，不論是因缺血引起的臟器功能低下，還是因淤堵引起的梗塞、腫塊，都會在祛除病因後逐步緩解，只是臟器功能低下引起的不適恢復得快，而梗塞、腫塊緩解、消失

得慢一些，但隨著好的習慣、好的生存環境不斷地鞏固，梗塞、腫塊是會慢慢地縮小、融化、消散的。

口乾：

口乾，簡單地說就是口腔裡的唾液減少。天熱了，出汗多了，喝水少了，會口乾；吃了辛辣上火的食物，吃乾燥的炒貨（如瓜子、蠶豆、花生等）、膨化食品（如泡麵、魚酥、蝦片等）多了、吃的食物過鹹都會引起口乾。這些口乾在找到了原因、及時補上水分後，很快都能消失。

沒有以上明顯的誘因，能正常喝水，但仍不能解渴，仍感覺口腔乾燥，這時就不是外因引發的口乾了。這種口乾是口腔內部的供血減少後，口腔分泌的唾液隨之減少造成的。口腔的血液供應減少的原因，一是全身的總血量少，因為總血量少，分布到口腔中的血液自然就少；二是氣虛，血上頭的力量不足，也會顯得血少；三是血燥、血熱，容易蒸發，血量隨之減少；四是經絡的淤堵，也會減少血液的供應。

口乾時只要看看舌質，就容易找到對症處理的辦法了。具體方法如下：如果舌質是發紅的，代表的是內熱大、血燥，這時就要停掉所有辛辣、上火的食物，停掉炒貨（如瓜子、蠶豆、花生等），魚蝦也要少吃了；如果舌質並不發紅，只是舌兩邊發紅，這是肝火旺造成的血燥，這個時候就要去肝火。

去肝火的方法有多種，我常用的辦法是吃生泥鰍去肝火，吃生泥鰍一定要注意衛生，買來生泥鰍後在清水裡多養幾天，多換幾次水，做生泥鰍時，去掉泥鰍的頭及內臟後，一定要在流水下多沖洗幾分鐘，再剁到很碎後食用。吃 1～2 條後，肝火瀉了，

口乾就緩解了。

舌質偏白的口乾，說明體內血少，用食療補足血液是治癒口乾的關鍵；舌體胖大的口乾，這是由氣虛引起的，這時一定要停吃瀉氣的食物如山楂、蘿蔔、胡蘿蔔、菊花茶、木瓜，燒菜時各種有香味的調料少放，同時要注意少說話，不要過於勞累，運動量要適度，儘量少做腿、足的按摩。

舌質偏紫的口乾，或伴有舌苔發白的，說明身體內的寒氣重，淤堵嚴重，必須停掉所有寒涼的食物，並要確保身體不要再受涼。可以採用全身熏艾條的方法，一周熏一次，熏之前用三片生薑、10粒紅棗（去核）、10粒桂圓（去核）加水煮15分鐘，然後倒入食物調理機裡打成稀糊狀，在熏艾條前喝下，然後後背熏30分鐘，小腹熏30分鐘，腿、手臂各來回20次，多數寒重、淤堵造成的口乾，在熏後背的時候，很快就能感到口水在慢慢地增多，口腔很快就濕潤了、舒服了。

牙痛：

痛則不通，急性的牙痛多數是在身體內有寒的情況下，又吃了上火的食物引起的。這時要停掉引起上火的各種食物，並用艾葉煮水泡腳，將火引下去，牙痛的部位直接敷上生馬鈴薯片，多換幾次，多數牙痛都能得到緩解。

如果是反反覆覆發作的牙痛，那就不是實火，是虛火和寒火引起，是因為經絡不通，這種不通是血液供應減少後造成的，血液供應減少，血管不能充盈，血管癟了，就造成血液流不到局部。這時運用食療補足血液，同時不吃寒涼的食物，不吃上火、瀉氣的食物，長期堅持可以緩解和治癒這種反覆發作的牙痛。

口腔潰瘍：

偶爾的口腔潰瘍多數是在吃了辛辣、上火的食物，以及吃了較多的炒貨（如瓜子、蠶豆、花生等）、膨化食物後引發的，這時只要停掉這些食物，多喝水，口腔潰瘍是能夠很快痊癒的。

如果是反覆發作的口腔潰瘍，大部分是由口腔的血液供應減少造成的，當血液減少後，唾液分泌相應減少，自身修復受損的口腔黏膜、舌黏膜的能力下降了。一方面整個口腔的抵抗力下降，變得嬌氣了，很容易就受傷；另一方面，受傷後修復的時間也延長了。

只要是反覆發作的口腔潰瘍，建議大家按前面介紹的口乾時看舌質的方法處理，只要從根本上袪除引發潰瘍的病因，就能減少口腔潰瘍發作的次數。

10、皮膚：有癬、無癬，有斑、無斑，皮膚癢、不癢，長痘、不長痘，長年長痘、偶爾長痘，如長痘，長在哪些部位？

皮膚可以說是人體最大的器官，遍布全身。從皮膚上能直觀地感覺到人的衰老，從小孩的細皮嫩肉到老人皮膚的長斑、長皺，皮膚是隨著年齡的增長不斷衰老的，但衰老、退化的程度是和身體內血液是否充足、血脈流動是否順暢相關聯的。

當體內的血液充足、經絡運行通暢時，血液就能源源不斷地運行到身體的最末梢，滋養著皮膚，不但隨時讓皮膚吃飽，皮膚的代謝產物也能隨時被血脈帶走，不會淤留在皮膚下，皮膚的功能就是健全的。功能健全的皮膚是有光澤、有彈性的，是無斑、無痘、無癬的，是不會痛也不會癢的。

北方氣候乾燥，北方的蔬菜、水果在家中放久了，就會脫水、乾癟、變硬。南方的氣候潮濕，南方的蔬菜、水果在家中放久了，就會發黴、變質、腐敗、變臭。人的皮膚和這個道理是很相似的，當身體內的血少了，滋養澆灌不到皮膚的時候，皮膚表面就會乾癟、長皺紋了。

　　如果身體內的寒濕較重，皮膚就會出現各種發黴、變質的症狀，如濕疹、牛皮癬、白癜風，這些都代表著身體內的寒濕重。而長斑、長痘，長瘤了，則代表著皮膚下血液循環和經絡運行不暢，有淤堵了。

　　皮膚上長癬了，代表著身體內寒濕重，這時該怎麼辦呢？首先要做的，就是一定要將所有的寒涼食物全部停掉，同時在日常生活中避免身體受寒涼，多吃補血、補腎的食物。接下來，就是按總論中介紹的各種祛寒濕的方法，祛除留存在身體內寒濕，當身體內的寒濕排掉了，身體內乾爽了，皮膚也就會隨之乾淨了。

　　皮膚上長斑了，代表著皮膚下的循環不暢，血液流動減慢了。各種污染物、代謝產物不能及時地隨著血脈運走，堆積在皮膚下了。這種情況下，只有讓血脈運行暢通，才會減少垃圾堆積在皮膚下。

　　血液運行暢快必須具備以下條件：身體內的溫度適宜，血裡的雜質少，血裡的寒濕少。當身體內血液的總量又是充足的時候，血脈自然運行的暢快。所以，多吃補血、補腎、易消化、營養豐富的食物，多吃新鮮、污染少的食物，少吃寒涼的食物，多到室外運動，促進全身的血脈運行，每晚堅持用桶溫水泡腳，是加強血脈運行的好辦法，長年堅持，臉上、身上一般是不會長斑

的。

皮膚癢是很多老年人常見的毛病，為什麼在老年人身上發病率高？就是因為老人氣血兩虧，血液流到皮膚下的少了，皮膚乾燥了、掉屑了。當老人認真做好食療，多吃易消化，燉得爛爛的營養豐富的食物，補足了血液，血液自然就能輸送到皮膚，皮膚不燥了，不掉屑了，也就不會癢了。

有皮膚瘙癢的人，所有上火的食物、辛辣的食物、炒貨（如瓜子、蠶豆、花生等）、膨化食品（如泡麵、魚酥、蝦片等）都不要去吃，吃多了內熱大，自然加重皮膚的乾燥。還有，皮膚癢的人也不能吃利尿的食物，如冬瓜、黃瓜、西瓜、紅豆、黑豆、薏苡仁這些具有利尿作用的食物，吃多了同樣會減少體內的水分，加重皮膚的乾燥和瘙癢。

現在有很多小孩子或成年人也會出現皮膚瘙癢，但皮膚多不乾燥、不掉屑，這和我上面講的道理是不是矛盾了？其實一點也不矛盾。這些人群的皮膚瘙癢，也是由身體內血少、身體內寒濕重造成，每次遇到這類孩子或成人，我除了讓他們避免受寒涼，不再吃任何寒涼的食物，不吃辛辣的食物，不吃炒貨（如瓜子、蠶豆、花生等）、膨化食品（如泡麵、魚酥、蝦片等），同時建議他們多吃補血的鱔魚、固元膏，成人還可以吃些當歸粉（小孩不要吃當歸粉）。

按這個方法調理，大多數人的皮膚瘙癢很快就得到了控制；然而只要再吃了寒涼的食物，或受了涼以後，皮膚又會瘙癢起來。及時祛了寒濕，再用食療補足血液後，皮膚瘙癢又消失了。

偶爾長癬、皮膚瘙癢的人，多數與飲食不當、疲勞過度有關，注意休息、注意飲食，皮膚上的不適會很快消失的。

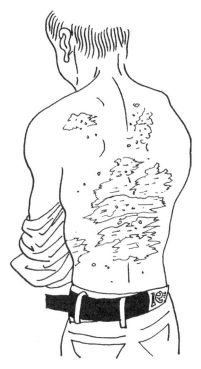

　　身體內的寒濕較重，皮膚就會出現各種發黴、變質的症狀，如濕疹、牛皮癬、白癜風，這是提醒你，要趕快解決寒濕重的問題了。

　　長年長癬、長斑、皮膚瘙癢的人，血少、血寒已達到了一定程度，而每天的飲食仍存在寒涼，身體內的營養狀況沒有得到改善，自然皮膚會發生長年不愈的病變。

　　長癬、長斑不論在身體的哪個部位，散開的、偶發的，代表病情輕，而如果身體上成片成片地長，又是長期存在的，則說明

病情較重，對這種比較重的情況，最好配合全身熏艾條的方法，快速祛寒，疏通經絡，再把食療跟上，療效就會比較明顯。

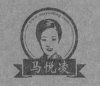

問胸、腹

1、胸：悶、脹、痛、骨痛？（經常、偶爾）

胸的正中間是食道和氣管，胸的兩側是肺，左肺下是心臟。

與食道有關的疾病如食管炎，食管痙攣、食管腫瘤，多數都會在吃進去了食物，吞咽時發生疼痛，或有脹、堵的症狀。

急性炎症都與吃的食物刺激性大、傷了食道的黏膜有關；食物刺激性大，對食道的黏膜會形成傷害，容易引起食道的不適。因此，選擇安全、刺激性小、溫度適宜、軟硬適宜的食物，是不會發生食道因受傷後出現破損的，這會大大降低食道炎的發病率。

當食道處的經絡不通暢，血液供應量減少，食道處的抵抗力差時，再遇到有辛辣、刺激性食物的傷害，因局部的血供不好，癒合能力就差，就會反反覆覆出現食道處的不適，時間久了，淤堵嚴重了，還有可能會患上食道的腫瘤。

不論是哪個部位生病了，沒有充足的血液，沒有暢通的經絡，治癒的可能性就小。有了充足的血液，就能營養滋潤這個器

官，充足的血液就是消炎藥；而暢通的血管、經絡能將血液及時地分布到全身各處，適宜的溫度又為血管、經絡的暢通提供了適宜的環境，以上三個要素的配合，是治癒疾病所必不可少的條件。

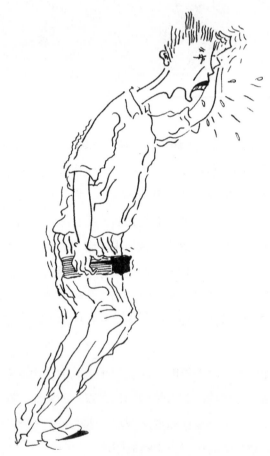

　　與肺、氣管有關的疾病，多數是與受涼有關，不受涼一般不會感冒；不感冒一般也就不會咳嗽；不受涼、不咳嗽，通常是不會得氣管炎、肺炎的。

所以，當食道發生不適時，注重食療補足血液，不吃各種帶有刺激性的食物，不吃寒涼食物、不受寒涼，保證體內溫暖適宜的環境，都是非常必要的。同時每天再配合做背部撞牆，上午做15分鐘，下午做15分鐘，能有效疏通胸部的經絡，長期堅持，能預防和治癒食道的各種不適。

與肺、氣管有關的疾病，如肺炎、氣管炎、氣胸等，也會引起胸悶、胸脹、胸痛，但這些病會在呼吸或咳嗽時，使胸部不適加重，所以是很容易辨別的。

與肺、氣管有關的疾病，多數是與受涼有關，不受涼一般不會感冒；不感冒一般也就不會咳嗽；不受涼、不咳嗽，一般是不會發展到氣管炎、肺炎的。所以避免受涼，受涼後及時喝生薑紅糖水、生薑紅棗水，及時用溫水泡腳發汗，而且一定要多喝溫開水，這些方法有利於及時排出身體內的寒濕，可以避免症狀一步步發展下去。

肺與大腸是相表裡的。長年吃寒涼的食物傷了胃腸，引起胃腸道寒氣重，容易出現腹痛、腹瀉症狀的人，稍一受涼很容易咳嗽，而且咳嗽持續的時間長。我發現很多的肺癌患者都有慢性腹瀉、慢性腸炎的歷史。

吃了寒涼的食物就容易腹瀉，所以患有氣管、肺各種疾病的人，不貪涼、不吃寒涼的各種食物，是避免患上肺部疾病的關鍵所在。與此同時，注意加強營養，多到室外活動，多呼吸新鮮空氣，對增強肺及氣管的抗病能力是大有好處的。

2、心：煩、悸、慌、緊、痛（經常、偶爾）

心煩、心悸、心慌、心緊、心痛，是心臟發生不適時的各種不同的症狀。

心煩：

多與心情不好、睡眠不好、過度疲勞有關。注意休息，加強營養，多到室外運動，補足睡眠，心煩的症狀是可以很快消失的。

心悸、心慌：

這兩個詞所代表的其實是一個意思，就是有些心神不寧、心裡發慌、發虛，多數與疲勞過度、吃了較多瀉氣的食物、瀉氣的按摩做多了有關。心中虛空了，就會引發心悸、心慌，這時只要注意休息，多吃溫熱性質的食物，或吃上一頓熱辣辣的火鍋，心悸、心慌的症狀很快就能夠得到緩解。

心緊：

這種情況是由心臟周圍的經絡不太通暢造成，但一般情況不是太嚴重，遇到這種情況，吃些溫熱性質的食物能擴張血管，可以緩解心緊的症狀。症狀緩解之後，仍然要注意少吃寒涼食物，每天堅持做背部撞牆的運動，每天用溫水泡腳以便活血、行血，並注重一日三餐的營養，隨時補足血液，一般就不會再發生心緊的症狀了。

心痛：

心痛是心臟的經絡不通，以及心臟供血減少造成的不適，中醫講：「心主血脈」，是指心有推動血液在脈管內運行以營養全身的功能。

通俗地講，心臟就是一個水泵，讓這個水泵出毛病的原因只有三點：一是供應這個泵運轉起來的能源是否充足。供給心臟能源的是血液，當供應心臟的血液不斷減少，就會出現心慌、乏力、發軟，心臟就會用疼痛來提醒你了，告訴你心臟餓了，沒吃飽。

二是與這個泵相連的管子是粗是細。管子粗，泵往外打水的阻力就小；管子細，往外打水的阻力就大，就容易加重泵的負擔，久而久之會把泵累壞的。如果身體內的血管粥樣硬化明顯，血管內的管腔就會越來越狹窄，心臟往外打血的阻力越來越大，就會將心臟累壞。如果心臟累了，想歇一下，就會出現早搏症狀等。

三是泵的這個水是稀、是稠。如果水的雜質多、黏稠，泵打水時的力量又要加大，久而久之同樣增加了泵的負荷，也會將泵累壞的。就如我們身體內血液裡的雜質多，特別是血裡的寒濕重，血液就會變得沉重、凝、澀，流動的速度就會變慢，心臟運行這種濕重的血液，自然要比運送乾爽的血液要吃力得多，再加上熱脹冷縮的原理，血管遇冷也會收縮，就更加重了心臟的負擔，久而久之，就會把心臟累壞了，跳不動了，心臟就越跳越沒勁，越跳越慢。

這時，如果又不能及時地給心臟補充能源，還讓心臟餓著，那你的心臟能不生病嗎？

現在的人身體內普遍寒濕重，就導致心臟的負擔增加，這是現在人心臟病高發的根本原因。

給身體升溫，首先就能讓流動的血液輕快起來，很快就能減

輕心臟的一些負荷，就能緩解心臟不適的症狀，所以，升溫是快速緩解心臟病最直接、最有效的方法。

只要學會了運用食療補足血液；學會祛除身體內寒濕的技巧，避開寒涼；學會簡單的按摩及疏通經絡、排淤解痛的方法，如：胸悶、氣短、胸痛明顯時，在雙手臂的內側肘關節的上下，重點拍打手厥陰的心包經及手少陰心經循行的部位，或用刮淤的方法刮一下這兩條經絡，就能明顯地改善胸悶、氣短的症狀。

平時也可以經常的輕輕拍打或搓、揉這二條經絡，時間不能長，幾十下就可以了，還可以在這二條經絡循行的部位上，找哪個地方有痛點，有硬結，就要經常的在此處搓、揉，將這不通的地方搓通、揉通，這樣治病效果會更好。

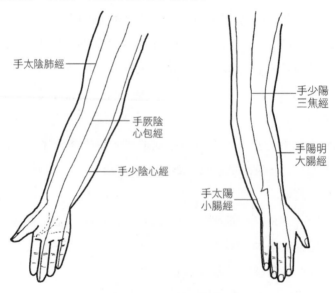

手臂內、外側的經絡圖。

經常胸痛的人，在注意飲食補上氣血避免寒涼的同時還可以做背部的撞牆，每天 10～20 分鐘，也能有效的疏通背部，利於胸部經絡的暢通。

3、乳：脹、痛、增生、腫塊（左、右）？

現在女性患有乳腺疾病的越來越多，在有的地方，中年女性子宮肌瘤的發病率達到了總人數的一半以上，幾十年前子宮長瘤的人是很少的，為什麼現代的女性乳房、卵巢、子宮的各種疾病發病率越來越高，發病的年齡越來越低？

其中一個重要原因就是腎虛、腎寒。

腎主生殖，女性與生殖有關的就是子宮、卵巢、乳腺。當腎氣不足、腎寒嚴重時，這三個器官就會出現功能下降和淤堵的各種症狀。因乳腺的位置偏上，當腎寒重，腎氣不足，再加上又多吃補氣的食物時，氣是往上走的，最容易出現乳腺方面的毛病。乳腺因氣血不足、淤堵極易造成脹、痛、增生，也易埋下長瘤、長癌的禍根。

現在女性正常生育的次數減少，而做人工流產的次數增多。人工流產是強行中斷妊娠的生理變化過程，人工流產後體內激素水準驟然下降，使剛剛開始生長旺盛起來的乳腺急促中斷了生長過程，很容易造成對乳腺的傷害。如果人工流產後很快地用食療補足氣血，並能保證乳腺周圍經絡的暢通，是可以降低急促中斷帶來的副作用並逐漸恢復正常的。

很多的女性，在人工流產後並沒能及時補上氣血，或人工流產後又受寒涼，貪吃寒涼的食物，這就很容易造成乳腺的復原受

阻，這種情況最易誘發乳腺小葉增生。

乳腺發脹：

乳腺發脹說明有淤堵的現象，用脹來提示的淤堵多數與飲食有關，大多是由於吃補氣、上火的食物多了，這些食物如魚、蝦、山藥、人參、黃芪、炒貨（如瓜子、蠶豆、花生等）、糯米食品，吃多了容易出現乳房發脹的現象。將這些食物全部停掉以後，再做一次背部的刮痧，先刮背後的督脈、膀胱經，再刮兩肩胛處與乳房對應的部位，乳房脹的感覺就能比較快地消失。

乳腺脹痛：

乳腺脹痛比乳腺發脹更進了一步，說明淤堵的程度重一些，可以用解決發脹的方法處理，同樣能夠收到效果。

乳腺增生：

乳腺增生的人，往往並沒有很明顯的脹痛感，因為這種增生的過程是悄悄進行的。這種悄悄冒出的腫塊與腎虛、腎寒有關，是由虛症引起的淤堵。歸結原因，一個是反覆做人工流產留下了隱患，一個是氣血上乳腺的少了，乳腺周圍的經絡又不通暢，為乳腺增生創造了條件。還有，容易生氣、愛發火的人，也容易造成經絡的淤堵，久而久之，也容易導致乳腺增生。

乳腺腫塊：

乳腺腫塊是乳腺增生更進一步的發展，它說明淤堵更加嚴重了。乳腺上有五條經絡通過，正中間運行的是胃經，乳腺外側有脾經通過，因此，一般情況下，只要脾胃功能正常的人，多數胃口好，消化功能強，乳腺的發育也良好，乳房長得飽滿、挺拔。

生孩子時，脾胃功能好的產婦奶水大多都很充足，而從小不

好好吃飯的女孩，乳腺多數發育不良，乳腺長得小或偏平，這類脾胃虛弱的女性，生孩子後餵奶時，也比較容易出現奶水不足或缺奶的情況。

在乳腺內側運行的是腎經，只要是乳腺的內側發現增生，發現長腫塊的，多數是腎氣虛、氣血不足造成的。那些長在內側的乳腺癌患者，多數癒後不好，並且很容易發生骨轉移和肺轉移，這是由腎氣虛、腎經絡不通造成的。

當發現乳腺的內側有增生或腫塊時，一定要認認真真地做好食療，停掉所有寒涼的食物，停掉水果、菌類，多吃補血、補腎的食物，將食物儘量切碎了吃或燉得爛爛的吃，注意保暖，每天用桶溫水泡腳，泡完腳後，用梳子的背面從下往上刮腳背100次，這是乳腺在腳上的反射區。同時要養成經常按摩耳朵、梳頭的習慣。中午的時候去搓腎經的源頭，在手臂內側的心經來回搓100下，能有效的疏通整條腎經。

我在《溫度決定生老病死》這本書的第五章中詳細地告訴了大家，看似複雜的十二條經絡其實只是三條長長的經絡，就如腎經就是從手臂內側的心經——到手臂外側的小腸經——到頭、整個背部的膀胱經——到大腿內側的腎經，這四條經絡是完全相連的一條經絡，只是走在人體不同的部位，起了不同的名字。腎經的源頭就是手臂內側的心經，所以經常地搓揉心經，就能起到梳理整條腎經的作用。

同時有空的時候多到室外散步，呼吸新鮮空氣，慢慢地，你會發現乳腺內側的增生或腫塊在變軟、變小，長年堅持下去，腫塊是可以慢慢縮小直至消失的。沒有腫塊的人，如果堅持按上面

的方法做，就可以有效地預防腫塊的發生。

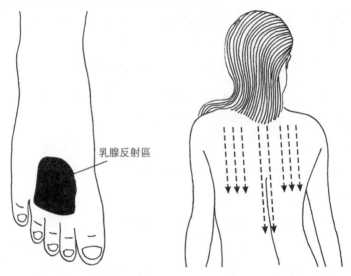

A、腳背乳腺反射區　　　　　　B、背後刮痧線路圖

　　在乳腺外側運行的有膽經、心包經和脾經。乳腺外側發現增生、發現腫塊的，多數與淤堵有關，這種人平時愛生氣，心情不舒暢，往往愛吃上火的魚、蝦、山藥、黃芪，愛吃零食，愛吃瓜子、炒貨（如瓜子、蠶豆、花生等），愛吃糯米食品，愛吃辛辣的食品，同時這種人又大多貪涼，如愛吃冰鎮的食物，一年四季常常水果不斷，又愛穿裙子，愛穿短上衣。這些平時不注意保暖的女士，血管、經絡總處在收縮的狀態，如果再常常地心情不好，愛生悶氣、愛發火、愛吃補氣上火的食物，就很容易造成乳腺外側因淤堵而增生，甚至長腫瘤。

　　長在乳腺外側的腫瘤，愈後良好的比例較大，發生轉移的也不是很多，原因是這種人雖然正氣不足，但氣血還夠，只是由於

淤堵，才導致問題的出現。以後只要調整生活習慣，不吃上面說到的補氣的食物，不吃各種寒涼的食物，不再受涼，隨時注意對身體的保暖，特別是兩條腿的保暖，症狀便會減低。而且在空調房間裡最好穿長褲、要穿襪子，冬季儘量少穿短裙，睡覺時腳不要露在外面，在家時儘量穿有後跟的鞋，注意對腳的保暖，每天堅持用桶泡腳，泡完後從下往上刮腳背各 100 次，有空時多到室外活動，呼吸新鮮空氣，再每天背部撞牆 15 ～ 20 分鐘，疏通背後的經絡。

在認真做好食療、補足氣血的情況下，還可以半月刮一次背後的膀胱經及肩胛處，刮過 2 ～ 3 次後，可改為 2 月刮一次。透過以上各種方法的綜合使用，你會發現乳腺增生、腫塊慢慢變軟、變小了，只要對症治療並持之以恆，是一定能夠見到效果的。

4、肋：脹、痛（左面痛、右面痛，經常、偶爾）

右肋下有肝臟、膽囊，左肋下有脾臟，因脾臟患病率低，所以左側肋下脹痛的幾率很少，常見的是右肋下脹痛。

右肋下脹痛就是在提醒你：你的肝臟、膽囊出問題了。

偶爾的脹痛與飲食不注意，吃油膩、上火的、不易消化的食物多了有關，也可能是因為吃了某些藥物後產生反應，疲勞過度或情緒激動也會引起右肋下脹痛，只要將上面的各種誘因祛除，飲食吃得清淡些，多睡覺，心情放鬆，多到室外散步，這樣綜合調理後，肋痛會很快緩解。

經常的右肋脹痛大多和肝臟、膽囊有病有關。

肝臟的病，有脂肪肝、肝囊腫，A肝、B肝、C肝，肝硬化、肝癌等等，不論是脂肪肝還是嚴重的肝癌，病因主要有三點：

1、肝臟供血不足，肝臟「沒吃飽」，功能下降了，抵抗力下降了，對外界入侵的病毒抵禦能力下降了。

2、肝區周圍的經絡不通暢了，不通暢就容易長囊腫、長腫瘤，甚至長癌了。

3、身體內的內環境溫度變低了，不但減緩了肝臟的代謝能力，還會加重肝臟周圍的經絡淤堵。

只要保證肝臟的供血充足，肝臟「吃飽」了，對脂肪的代謝能力就能逐步恢復正常，脂肪肝就能消失；肝臟供血充足，血裡各種白細胞、淋巴細胞、吞噬細胞等等就能去清掃病毒，A肝、B肝、C肝的發病率自然就會降低，即使受到病毒感染，也能有效控制。

肝臟供血充足，缺乏營養而板結的肝組織在得到源源不斷血液的供應後，慢慢地變軟了，肝硬化的情況也能得到緩解，再配合肝區周圍經絡的疏通，肝上因淤堵而生長出的囊腫、腫瘤的生長環境發生了變化，隨著血液、經絡的暢通，各種不適的症狀首先會得到控制，不容易繼續發展下去，慢慢地囊腫、腫瘤就會逐步變軟、變小，病情就可以穩定下來了。

肝臟病患者的飲食有特別的要求，要符合肝臟的特點來定飲食，肝臟怕燥、怕火、喜潤、喜暢，所以肝不好的人，有右肋下脹痛的人，飲食中不要吃辛辣、上火、補氣的食物，辣椒、薑、蒜、花椒、胡椒儘量不吃，魚、蝦也要少吃，山藥、人參、黃

芪、桂園、荔枝、糯米食品，炒製的瓜子、花生、核桃等等都要少吃，油炸食品、油膩難消化的食物要少吃，膨化食品（如泡麵、魚酥、蝦片等）乾燥易上火，也要少吃。

要多吃性平、滋潤的食物。天冷時吃豬肉、雞肉、牛肉、雞蛋、白菜、胡蘿蔔、包菜、青菜、蓮藕、番茄；天熱時可以再配上鴨肉、芹菜、黃瓜、菌類、豆製品，豆角、茄子等。每天吃固元膏，一天 1 ～ 2 次，一次一勺，但固元膏裡不要加黃酒，只用涼開水調和均勻後上火蒸就可以了，補血效果明顯而不上火（關於固元膏的製作方法，我在《溫度決定生老病死》這本書裡有非常詳細的介紹，為了節省篇幅，這裡就不重複了）。

有新鮮水果上市時，可以吃草莓、櫻桃、桃子、葡萄、提子、蘋果等，但冬季還是儘量不吃為好。肝不好的人平時儘量不要飲酒，儘量少吃藥物，以減少對肝臟的傷害。

每天上午和下午各做轉腰操 15 ～ 20 分鐘，能有效疏通肝膽周圍的經絡，具體的做法是兩腳分開站立，與肩同寬，兩手臂自然下垂，兩眼目視前方。轉腰時上半身保持正直，腿、膝也要伸直不能彎，腰部先順時針慢慢地轉 30 ～ 50 圈，然後再逆時針慢慢地轉 30 ～ 50 圈，在慢慢地轉腰過程中，細細體會，能感到肝膽、胃腸隨著腰部慢慢地轉動得到按摩、放鬆。

每晚堅持用溫水泡腳，泡完腳後搓腳心各 50 次，然後再梳頭，拍肩，做腋下的從上往下的梳理，能有效疏理肝氣，降肝火。年紀輕的人可以做背部撞牆，每天 20 ～ 30 分鐘，疏肝理氣效果不錯，有空時多到室外活動，多散散步，是疏通經絡非常好的方法。

肝臟有病的人，一定要保證充足的睡眠時間，睡眠時血液流向肝臟的量會增多，而血液充足是有利於肝臟的修復和肝臟功能的恢復的。還有，肝不好的人一定要少看電視、少用電腦。因為，久視傷肝，如果因工作需要不得不總坐在電腦前，那工作之餘一定要讓眼睛休息，多看看綠色的植物，多閉目養神，這個「養神」同時也是在養肝。

只要能按上面介紹的方法認真去做，並且能堅持做下去的人，肝臟得到了多方面的精心呵護，肝臟的需要都得到了滿足，肝臟不喜歡的都去除掉，久而久之，肝臟在舒暢的環境下，在充足的血液供應下滋潤了，有活力了，功能逐漸健全了，也就變得強壯起來了。

膽囊的病常見的有膽囊炎、膽囊息肉、膽結石。肝膽是相連的，膽汁是肝臟分泌出的專用來消化脂肪類食物的液體，貯存在了膽囊內，當有脂肪類的食物進入身體後，膽囊就開放，排出膽汁（其實是肝汁），去消化這些脂肪類的食物。

以前醫院裡有一項測膽囊收縮功能的方法，就是讓病人空腹時吃油煎雞蛋，再到放射科透視，觀察膽囊收縮的情況，如果膽囊功能正常，當油膩的食物進入身體後，膽囊收縮，排出膽汁去消化這些食物。這時藉由透視，可以看到膽囊收縮後，膽囊內是沒有膽汁的；如果膽囊功能虛弱時，膽囊收縮不完全，膽汁排不盡，這時透視看到的膽囊因沒有完全收縮，膽汁仍餘部分在膽囊內。當膽囊收縮沒勁，總有膽汁存留在膽囊內，長久的沉澱，自然就容易長結石。

一般胖子患膽囊炎、膽結石的比例要比瘦子多，前面介紹

過，胖子多為虛胖，自然膽囊收縮的力量也會不足，就容易患上膽囊炎、膽結石。所以患有膽囊疾病的人，瀉氣的食物如蘿蔔、山楂、木瓜、菊花茶等等要少吃，腿足的按摩、拍打也要少做，同時要避免過度勞累，保證充足的睡眠，注意了以上這些方面，也能起到預防膽囊患病和緩解已患病膽囊的病情。

肝、膽的經絡是相連的，雖說功能不同，但治病的方法都是可以互相參照的，前面介紹的治療肝病的方法，對膽囊疾病也一樣適用。

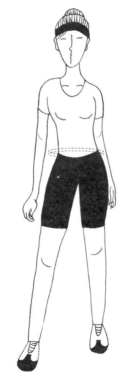

經常轉轉腰，對健康好處多多。

膽囊炎發作時，多數患者都會感到腹痛難忍，一般都要到醫院掛水消炎。膽囊炎發作時，如果能吃 1 ～ 2 條生泥鰍，半小時後疼痛多數能夠得到緩解（吃生泥鰍的方法和注意事項，請參見本書第四章中「口乾」部分介紹的相關內容）。

膽囊炎患者飲食上要少吃油膩的食物，儘量吃得清淡些，減少膽囊收縮的次數，減輕膽囊的工作量，再按上面的各種方法綜合治理，膽囊炎發作的次數會越來越少。隨著膽囊功能的恢復，隨著膽囊收縮力量的加強，患膽結石的幾率就會越來越少了。

膽囊息肉也是由膽囊功能弱、經絡不通暢造成，只要膽囊功能恢復，膽囊周圍的經絡通暢，膽囊息肉也會慢慢消失的。

5、胃：脹、痛、反酸、涼、熱？（經常，偶爾）

胃的作用就是接受食物，並對食物進行初步的消化。胃能夠分泌胃酸，胃酸的作用是腐化食物，胃不斷地蠕動，目的是將食物盡可能地切碎。

如果我們吃的食物過硬，過於粗大，過於黏膩，就會增加胃的負擔；如果我們吃的食物較軟、較細，就能減輕胃的工作量；如果吃的食物過熱，過於辛辣刺激，又容易傷著胃黏膜；如果吃的食物溫度適宜，平和，就不會傷著胃黏膜；如果吃的食物過於寒冷，特別是冰鎮的食物，胃黏膜遇冷收縮，胃黏膜下的血管、腺體收縮，自然影響胃酸的分泌，胃酸分泌減少，對食物腐化的能力下降，自然也就會影響對食物的消化。

胃脹：

胃脹代表著胃功能的下降，胃對食物的消化能力不足了，吃

的食物總不能及時地腐化，不能及時地排進腸道，堆在胃裡久了，胃就會感到脹了。胃脹代表著胃的動力不足，那麼怎樣讓胃的蠕動增強呢？怎樣讓胃分泌的胃酸增多呢？

我給大家介紹幾個簡便易行的方法：一是按摩，按摩能增加胃的蠕動，如果感到胃脹時，可以按壓第二掌骨上中間的胃的反射區，按壓幾十下後，很容易出現打嗝的現象，打嗝就代表胃動起來了，胃脹就會因此有所緩解，也可以按壓手掌中間的勞宮穴，勞宮穴也是胃的反射區，也能促進胃的蠕動，減輕胃脹；二是運動，建議多到室外活動，最好的方法是散步，通過散步，讓體內的血液循環加快，也能緩解胃脹。

經過多年觀察，我發現引起胃脹的原因和寒涼很有關係，只要避免吃寒涼的食物，避免受涼，一般是不會發生胃脹現象的。很多胃脹的人聽了我的建議，口中含片生薑，慢慢地嚼碎咽下，生薑性暖，可以暖胃，增加胃動力，胃脹因此就消失了，這也說明了胃脹和吃進寒涼的食物有關。

明白了這個道理，去掉寒涼的食物，以後一般就不會出現胃脹的現象了。因此我經常對朋友們說，只要是吃過飯後明顯的有胃脹、肚子脹的現象時，一定是這頓飯中有寒涼的食物了，你只要吃上二片生薑片，就能化解掉吃進去的寒涼，胃很快就能消化起來，就不感覺到脹了，但你一定要回想一下，到底吃了哪些寒涼的食物？記不清的時候就回家對照著書看看，看看今天吃了哪些食物是寒涼的，以後就盡量少吃或不吃這些寒涼的食物，慢慢地你就不會發生胃脹、胃不消化的現象了。

胃痛：

胃發炎、胃潰瘍、胃痙攣都會引起胃痛。偶爾的胃痛與吃的食物過於刺激，或吃的食物過於寒涼有關，過於刺激和過於寒涼的食物造成胃血管收縮，易引起胃痙攣，只要排除了病因，也就是不再吃過於刺激和過於寒涼的食物，胃痛一般就不會再犯了。

而經常發作的胃痛，就是胃生病了，胃的黏膜破了，而這時要做的，就是及時修補胃黏膜，修補胃黏膜靠的是充足的血液，血液是最好的營養液和消炎藥，只要供應胃的血液充足，胃黏膜的修復就有了可能。

如果胃黏膜的破潰久久不能自癒，則代表著胃的供血量減少了。一是說明全身的血量少，全身血量少，自然供給胃的血就不充足；二是通向胃的血管細了，經絡不通暢了，也會影響胃的供血，這種情況下，只有解決這些問題，才能從根本上修復胃黏膜。

要想增加全身的血量，必須多吃食物，可胃已受傷了，消化食物的能力下降了，怎麼辦？那你這時就幫胃一把，將送進嘴的所有食物都切得爛爛的，或直接倒入食物調理機裡打成稀糊狀，這種稀糊狀的食物能減輕胃的負擔，容易比較快地排到腸道裡去。

多吃一段時間稀爛的食物，不吃刺激性的食物，不吃寒涼的食物，多吃補血、營養豐富的食物，藉由這樣的飲食調理後，胃痛就能很快得到緩解，很多的胃痛患者，在聽了我上面的建議後，胃痛明顯得到了控制。

還有就是疏通胃周圍的經絡、血管。根據熱脹冷縮的道理，

多吃溫熱性質的食物，本身就能擴脹胃黏膜下的血管，就可以緩解胃痛。所以，胃痛時一定不要吃寒涼的食物和水果。

溫性、細軟的食物能緩解胃痛，再配合按摩一些與胃相關的穴位，如前面介紹的第二掌骨的中間及手中間的勞宮穴，還有腳底內側中間的胃反射區，按揉胃區的中皖穴或足三裡穴，都能幫助緩解胃痛。但按摩只起到緩解、止痛作用，不能從根本上治療，要想從根本上治療，只有讓胃隨時有充足的血液供應，只有在飲食中不再貪吃寒涼的食物，不再讓身體受涼，這才是治本的辦法，才能從根本上避免胃痛的發生。

這裡我給大家介紹一個方法，胃痛發作時，可以用 3 ～ 5 片生薑煮水 5 ～ 10 分鐘，將一個雞蛋打到碗裡，攪碎了放在一邊，等生薑水煮好後，用滾開的薑水去沖雞蛋，喝下一碗溫熱的薑水沖雞蛋，稀稀的蛋花能營養受傷的胃黏膜，生薑又能暖胃，使胃的血管擴張，就能緩解胃痛。

遇到的患有胃潰瘍、十二指腸潰瘍、慢性胃炎又久治不愈的人，我都教給他們用薑水沖雞蛋的方法，讓他們在早上及下午空腹時各喝一次，同時忌掉一切寒涼的食物，多吃補血、補腎的，燉得爛爛的食物，每晚用溫水泡腳，有空時按壓一下手或腳上的胃部的反射區，這樣多管齊下，多數人的情況都很快得到了緩解，繼續堅持下去，胃痛消失了，過一陣子去醫院複查，潰瘍面也消失了。

反酸：

酸是胃液特有的味道，反酸就是胃酸不往下走而往上行了，才會讓我們感覺到有酸味。為什麼胃酸不往下走而往上行？一定

是往下運行不暢、受阻才會造成胃酸往上冒，只要疏通了胃周圍的經絡，讓胃酸下行通暢了，自然反酸也就消失了。

寒涼是造成經絡淤堵最常見、也是最直接的原因。有反酸現象的人，只要不再吃寒涼及刺激性的食物，注意身體保暖，多吃溫性食物，做到了這些，反酸的情況大多數就會自行消失的，如果再配合一些與胃相關的穴位的按摩，效果就更好了。

胃涼、胃熱：

無論胃涼還是胃熱，多數都與吃的食物密切相關。吃的食物偏寒涼，胃自然寒涼，吃的食物熱、燥、胃自然也會感到熱、燥。

胃功能的好壞，胃舒服、不舒服都與飲食有直接的關係。只要是胃出現了不舒服的情況，首先要從飲食上找原因。食物吃錯了就會傷害胃，而如果改變了飲食習慣，每天進胃裡的食物都是胃最喜歡的細的、爛的、軟的、溫的、不乾不燥、無刺激性的食物，而且注意生活規律，吃飯不再是餓一頓飽一頓的，並注意休息，保證充足的睡眠，胃一般是不會生病的。

胃偶爾生病，只要改變飲食習慣就可以了；胃經常生病，不但飲食習慣出了問題，還說明身體內的血少了，營養不了胃了，胃周圍的經絡不通了，影響胃功能了。這時就要按前面介紹的方法綜合運用，就可以緩解和治癒胃病。

但是要提醒大家的是，胃病痊癒之後，如果你又不好好吃飯了，又吃一些胃不歡迎的食物了，胃的毛病又會捲土重來的，所以養胃、愛護胃是天天都要做、年年都要做的，只有用心地養護好我們的胃，保護好後天之本，才能保證食物的消化，才能保證

有充足的血液來源，也才能保證我們的身體健康。

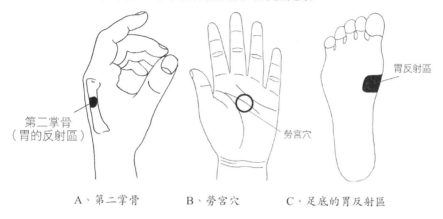

第二掌骨
（胃的反射區）

勞宮穴

胃反射區

A、第二掌骨　　　B、勞宮穴　　　C、足底的胃反射區

6、腹：脹（經常、飯後）、痛（經常、偶爾）、小腹痛（經常、偶爾），腹部脂肪多、腹部脂肪少，腹部柔軟、腹部較硬，肚臍周圍有壓痛、肚臍周圍無壓痛

腹部在西醫裡分上腹部、臍部（肚臍周圍）、下腹部（小腹部）。

上腹部如果出現脹、痛，多數是胃炎、胃潰瘍等胃部疾患造成的。上腹部的右側如果出現脹、痛，多與膽囊炎、膽結石、肝炎等肝膽的疾患有關；上腹部的左側如果出現脹、痛，多由於胰腺炎或脾出現了問題；肚臍周圍出現脹、痛，多由於小腸的毛病、腸炎、腸梗阻或是有蛔蟲。

下腹部的右側如果出現脹、痛，多由於闌尾炎等疾患；下腹部的左側脹痛，多由於菌痢、腸炎等疾患。如果是成年女性下腹部痛，還應考慮是否患有婦科方面的疾病；如果女性下腹正中部

出現疼痛，這疼痛多是來自子宮；下腹雙側痛應考慮是否是子宮、卵巢出現了疾患，如卵巢囊腫較大引起的扭轉、宮外孕妊娠破裂或骨盆腔炎等等。

腹部的脹、痛如果按時間等因素來分，有以下幾種：

突然發生的腹痛，而且疼痛較嚴重：

見於胃及十二指腸潰瘍穿孔，腸梗阻、膽道蛔蟲、婦科的宮外孕等。

逐漸加劇的腹痛：

見於膽囊炎、闌尾炎。

受寒涼刺激或吃冰鎮食物後引起的腹痛：

多見於胃、腸平滑肌的痙攣。

暴飲暴食後上腹部痛：

多見於胃炎、急性胰腺炎。

空腹時的腹痛：

多見於十二指腸潰瘍。

進食油膩食物後引發的腹痛：

多見於膽囊炎、膽結石。

排尿時引起的腹痛：

多見於膀胱炎、膀胱結石。

依照腹痛者的年齡、性別，可分為：

兒童經常性腹痛：

要警惕腸蛔蟲症、腸套疊的可以性。貪吃冷飲的孩子、經常在家光腳走路的孩子也極易經常腹痛。

青壯年腹痛：

以胃潰瘍、十二指腸潰瘍、闌尾炎居多。

女性下腹痛：

月經前、月經期的下腹痛為經痛，不在月經期的下腹痛多見於卵巢囊腫扭轉、宮外孕、骨盆腔炎等。

體型較胖的中年婦女：

右上腹絞痛時，極有可能是膽結石。

依照腹痛時伴隨的症狀分：

腹痛並伴有發熱的：

多數為急性炎症。

腹痛伴有噁心、嘔吐、腹瀉的：

多數為急性胃腸炎。

腹痛伴有排膿血便的：

多數為痢疾。

腹痛後無大便、不放屁、肚脹得厲害的：

多數為腸梗阻。

依照腹痛時按壓腹部時的反應分：

腹痛時不能按壓腹部的，多為急性炎症。腹痛時按壓腹部舒服、疼痛減輕的，多為受涼、缺血痙攣性疼痛。

腹痛還分陣發性腹痛、持續性腹痛、持續性腹痛伴有陣發性加劇、絞痛、刀割樣腹痛、燒灼性腹痛、腹部隱痛、轉移性腹痛、放射痛等等。總之，腹痛的症狀較複雜，原因也較複雜，可

能引起腹痛的疾病種類較多，如果是突然發生的腹痛，而且腹痛劇烈的，必須立即趕往醫院救治，千萬不可大意。

如果是反反覆覆出現的腹痛，而且這些腹痛醫生已給出了疾病的名稱，如經痛、慢性腸炎、慢性闌尾炎、骨盆腔炎等等，醫院裡又沒有特效的辦法去治療這些疼痛時，這時我們不妨自己動手，運用食療，運用按摩來緩解和治療腹部的疼痛。我再強調一遍，急症和重症必須先到醫院救治後，待病情穩定了，再自己慢慢調理。

生活中常見的腹痛，在排除了腹部器質性的毛病之外，多數情況是受寒涼、吃寒涼的食物後造成的。要檢查和判斷原因，建議看看舌苔，如果舌苔發白，或手腳發冷，那就是寒涼引起的腹痛了，這時你完全可以自己處理。最有效的方法是煮生薑水喝，可以放 5 ～ 7 片生薑煮水，或用煮好的姜水再去沖一個雞蛋，熱乎乎的一碗雞蛋花喝到肚子裡又有營養又去了胃腸寒，多數腹痛都能得到緩解。

腹脹：

在排除了器質性毛病的可能，醫院裡查不出具體是哪個器官出問題的腹脹，多數是與飲食有關，吃的食物不消化最常見的症狀就是腹脹，為什麼吃的食物不能消化？一是吃的食物太多了，消化不了造成腹脹；二是吃的這些食物過硬，過於黏膩，過於生冷，造成了腸子難以消化這些食物，自然會引起腹脹；三是腸子本身的功能弱，消化食物的能力差，也常常引起腹脹；四是一些食物如豆類、奶類等食物，吃後產氣多，容易引起腹脹。

吃過飯後出現的腹脹，多數是與食物有關，是因為吃的食物

過多了、消化不了引起的腹脹，以後一定要控制飯量，減輕胃腸的負擔，出現這類腹脹時，最好多揉揉肚子，多到室外散步，消食化淤，腹脹就能逐漸消失。

如果是吃的食物過硬、過於黏膩引起的腹脹，可以煮蘿蔔水、山楂水喝，幫助消化。如果是吃了生冷的食物引起的腹脹，可以嚼兩片生薑片，或煮薑水喝，能有效緩解腹脹的情況。

如果是腸子本身的功能弱，消化食物的能力差引起的腹脹，最好要幫一幫你的腸子，將食物儘量切碎了吃，不要吃寒涼的食物，慢慢地，腹脹現象會減輕的。

如果是吃了豆類、奶類引起的腹脹，那你以後就要儘量少吃這類食物。有很多的老人，每天總喜歡把各種豆類放在一起煮粥吃，可很少有人吃了這種粥後肚子能舒服的。

任何東西只要是你吃了不舒服，就不要吃，不舒服說明對你的腸胃有傷害，最起碼說明不適應你的腸胃。如果是吃了不舒服的食物，只會妨礙你的身體，而不會幫助增強你的身體素質。

試想一下，不消化的食物怎能補充血液？怎能增加血量？如果非要吃豆類補身體，那你就一樣一樣的煮來吃，慢慢地你就能知道哪些豆類你吃了舒服，哪些豆類你吃了不舒服，以後只吃吃了胃腸感到舒服的豆類，而那些讓你肚子脹的、難消化的豆類就不要再去碰它了。奶類也是一樣，你吃下去，胃腸覺得舒服，過一會也不會腹脹，那你就吃；如果奶類的食物你吃下去，胃腸總是難受，不舒服或腹脹了，那你以後就不要吃這類食品了。

> **【提醒】**
>
> 寒涼引起的腹痛是可按的，你按壓腹痛的部位就能稍稍緩解疼痛，這種情況基本上就可以判定為寒涼引起的腹痛，這時你喝生薑水就能很快緩解腹痛。如果腹痛的時候你去按壓疼痛部位，反倒感覺更痛了，這種情況千萬不能喝生薑水，這種情況說明是有炎症了，喝了生薑水只會加重它的疼痛，這時最好的方法是去醫院，用消炎藥來處理。

　　小腹痛多數發生在女性身上，經痛、輸卵管卵巢炎、骨盆腔炎、子宮頸炎等等都會引起小腹的隱痛或劇烈疼痛。

　　經痛的治療，我在《父母是孩子最好的醫生》這本書中有詳細地介紹。如注意保暖，不吃寒涼的食物，經痛發作時可以用6～8根清艾條熏小腹30～40分鐘，可以明顯地緩解腹痛，還可以喝生薑、紅棗、紅糖水，或者山楂、紅糖水。

　　輸卵管卵巢炎、骨盆腔炎、子宮頸炎引起的小腹痛，多數都是反反覆覆發作的隱痛，真正的病因是腎虛、腎寒以及小腹部周圍的經絡不通。

　　腎主生殖，小腹部的子宮、卵巢都是由腎臟管理的，當腎氣足時，女子到了十幾歲左右時來月經了，到了生育年齡，結婚生孩子了，而隨著腎氣的衰弱，不再能夠懷孕生孩子了，也不再來月經了，也就是閉經了。這些過程與年齡有關，與身體的衰老有關，但根本的原因是與腎臟的盛衰有關。

　　現在的女性，婦科病的發病率非常高。年紀輕輕的女孩發生經痛的比例很高，結婚後患上不孕的幾率也比以前高，懷孕後停

孕的比例也在上升；已婚女性患婦科的慢性炎症如輸卵管卵巢炎、骨盆腔炎、子宮頸炎的發病率也是越來越高，而這些器官的慢性炎症得不到治癒，再加上經絡的淤堵，卵巢出現囊腫、出現腫瘤，甚至發生惡變，給女性健康帶來了極大的危害。

子宮出現肌瘤、腺瘤、癌症，子宮頸炎、子宮頸糜爛、子宮頸癌，不少女性的身體就是這樣一步步變得衰弱，甚至各種疾病纏身。

現在的女孩，處在如花似玉的年齡，可是又有幾人皮膚嬌嫩、白裡透紅？現在 30 多歲的女性，又有幾個皮膚細膩、有光澤、有彈性、無斑、無痘？現在的中年女性又有幾個還能保持身材苗條、挺拔，保持皮膚細膩、有光澤且無斑、無皺？

護膚品、化妝品的廣泛、大量的使用，使得皮膚長年受到化學物品的侵害，這種情況下，怎能看到健康的皮膚自身才有的那種滋潤與亮澤？

愛吃水果、貪吃水果是現在很多人的生活習慣。我觀察了一下，在我的周圍，一年四季水果不斷的大多數是女士，她們中有的人甚至拿水果當主食，有人一大早來不及吃早飯，吃個水果就充當早餐了。她們偏愛水果，主要是認為水果能讓她們皮膚好，能讓她們苗條，能讓她們美麗，能讓她們延緩衰老。

事實正好相反，長年大量貪吃水果，只會事與願違：多數水果一年只生長一季，這就決定了你吃的水果並不總是新鮮的，不新鮮的水果，就不能保證營養。

長年貪吃水果，以水果當飯，人體需要的飯、菜、肉、魚、蛋吃得少甚至不吃，能量不足、熱量不夠，血的品質就受到影

響；長年貪吃水果，水果特有的寒涼很容易傷了脾胃，傷了腎臟，使身體內寒濕加重，經絡極易淤堵，脾胃會變得虛弱，消化功能變差，進一步會影響血液的生成，貧血就會隨之發生，所有這些加在一起，造成的結果就是讓你過早變成了「黃臉婆」，也就沒有了美麗可言。

傷了腎臟，腎氣虛了，腎臟寒涼了，腎臟主管的卵巢、子宮的功能就會下降，其結果就是，想懷孕時懷不上孩子，懷上了孩子又因為腎氣太虛支撐不下去，造成停孕、流產；營養不足、血少、血的品質低、腎氣不足還會給身體帶來很多的問題。

比如已婚的女性，性生活極易將細菌帶入陰道、子宮頸，當腎氣充足，血液充足，循環暢通，身體自身的抵抗力就強，細菌自然就能被殺滅；腎氣虛，血液量少，血液稀的時候，就會影響到身體自身的抵抗力，殺菌的能力降低，細菌在陰道、子宮頸裡自然得不到控制，各種長年不愈的陰道炎、子宮頸炎、子宮頸糜爛的症狀就是在這種環境下存在的。

這些病在現在的婦科病中發病率都很高，且有逐年上升趨勢。子宮頸又是與子宮、卵巢相連的，人工流產後或藥物流產後，如腎氣不足、氣血虧虛，很容易造成子宮、卵巢的功能受損，炎症侵襲，再加上身體內的寒氣重，經絡極易形成淤堵，這種情況下，各種卵巢、子宮的囊腫、腫瘤、癌症隨之頻發也就不奇怪了。

上面講的這些內容看似十分複雜，其實道理很簡單，就是要保腎、暖腎，保持身體內的氣血充足、經絡通暢。當身體內有了充足的、高品質的血液，自然就具備消炎抗病的能力；經絡暢

通、血液循環通暢，淤堵自然緩解，各種囊腫、腫瘤自然沒有生存環境，就不易形成，已經形成的，也可以慢慢緩解直至消退。

生育孩子也和大自然萬物生長是一個道理，只要具有適宜的溫度，適宜的土壤，灑下的種子就會發芽，就能茁壯地成長。

當腎氣足了、血液充足了，身體就如處在陽光明媚、充滿生機的春天和夏天，育齡期的婦女懷孕、生子是很正常、順利的事；腎氣虛弱、血液匱乏又品質不高，身體就彷彿處在寒冷的冬季，土壤凍結，種子撒下怎能發芽？怎能生長？所以我在這裡鄭重地提醒不孕、停孕的女士，首先要通過調整飲食，改變身體內的環境，避免寒涼，多吃高品質的易於消化的補血、補腎的食物，改善血的品質，為懷孕、生子提供一個好的身體條件，這樣，懷孕、生子的問題才有可能得到解決。

患上各種婦科病的女士，可以堅持按以下方法去調理身體，只要長年堅持，都能見到效果的。

1、停掉一切寒涼的食物，水果可以適當吃一些，但不能貪吃，更不能以水果代主食。選擇水果，要選那些新鮮的、當季的、性平、性溫的，屬性偏涼、偏寒的水果一概不吃，冰箱、冷庫裡儲藏的水果，加重了水果的寒涼屬性，請不要吃。

2、注意保暖，凡是有婦科病的女士，一定要注意雙腿、雙腳和腰部的保暖，夏天在空調房間裡，一定要穿長褲、穿襪子，儘量不穿短上衣，不能一彎腰就將腰暴露在外受凍。天冷時，在家要穿棉拖鞋，而且要穿那種有後幫的拖鞋，不能讓腳後跟受涼，腳後跟的內側就是子宮反射區，腳後跟的外側就是卵巢反射區，一定要記住，腳、腿、腰部受涼就是傷腎，就會引起小腹部

的經絡收縮，就會造成淤堵，對健康十分不利。

3、多吃補血、補腎、性平、性溫、易消化的食物，如牛肉、羊肉、鱔魚、海蝦、固元膏等，這些食物補血、暖腎的效果好，不妨經常吃。

4、用清艾條熏全身的方法，能有效的快速的祛寒濕、通經絡，熏艾條前，先用三片生薑，10 粒紅棗（去核），10 粒桂圓（去核）加水煮 15 分鐘後，倒入食物調理機裡打成稀糊狀，熏艾條之前喝下，然後就可以開始熏艾條。具體方法如下：用 10 根清艾條熏後背 20 ～ 30 分鐘，熏小腹 50 分鐘，腿、手臂上下來回熏 30 次，熏的時候背後和小腹都要貼上生薑片，祛寒濕的效果更強。婦科炎症重的時候，一周熏二次，症狀穩定時一週一次或半月一次，熏的時候注意保暖，天涼時旁邊一定要放取暖器。

5、每晚堅持溫水泡腳，泡到全身發熱時，再按摩腳後跟內側的子宮反射區和腳後跟外側的卵巢反射區，每個穴位按壓 50 次。

6、在床上做扭腰操，能有效地疏通腰骶椎和小腹部的經絡，患有婦科疾病的女士，不妨在每晚或早上醒來後，在床上做扭腰操 100 次，在板床上做效果更好。

有空的時候多到室外散步、活動，少看電視，少用電腦，注意保證充足的睡眠，做到這些，慢慢地你就會發現身體的變化，慢慢地你就能感到氣血變得充足，腎氣變得充足，身體從內而外都會發生許多變化，不但各種慢性炎症會消失，腫塊縮小，你的皮膚也會變得細膩、有光澤、有彈性。

當你的身體有活力了，肌肉收緊了，人自然就挺拔苗條了，

心情漸漸也開朗了，整個人變得精神了，顯得年輕了，女性特有的魅力，在健康身體的護佑下自然展現出應有的光彩，這種美，才是值得追求的美啊！

腹部脂肪多、腹部脂肪少？腹部柔軟、腹部較硬？肚臍周圍有壓痛、肚臍周圍無壓痛？

正常的腹部應該是脂肪少、柔軟，肚臍周圍沒有任何的硬塊，沒有壓痛，而腹部脂肪多、腹部較硬，肚臍周圍有壓痛都屬於不正常。

腹部脂肪多，一是說明吃的油脂類食物多了，沒有消化，沒有轉化成為人體的能量；二是說明缺乏運動，消耗不了這些多餘的脂肪；三是說明身體內的寒濕重，消化不了這些脂肪。

因為吃的油脂食物多，缺乏運動，消耗不了這些多餘的脂肪引起的肥胖、腹部脂肪多，是大家容易明白的道理，而現在很多人是因為身體內寒濕重，造成腎氣、脾氣虛，消化食物的能力下降，吃進去的能源不能及時被身體利用，這個非常重要又非常普遍的原因卻往往被忽視。

我在前面介紹體重和腰圍的時候，就給大家用爐子打過比方，當往爐子裡添加的木柴、煤塊是乾燥的，這些燃料很快就燃燒利用了，而如果添加的木柴、煤塊是濕的，木柴、煤塊還要吸收爐子裡的熱量來焐乾它，才能燃燒起來。

就如你大塊地吃牛肉、豬肉，隨後冰的飲料、寒涼的水果又填進了肚子裡，如果你的工作是體力勞動，如果你愛好運動，隨後你去運動了，運動加速了血液流動，運動是產熱的，這樣體內

的寒濕隨著熱量的增加蒸發了，吃進去的各種能源自然就具備了燃燒的條件，很快就燃燒起來，就不會發生脂肪的堆積。

所以，胖子一開始的運動是有效的，是可以通過運動讓身體內溫度升高燃燒掉多餘的脂肪的。但要徹底解決問題，首先必須改掉貪吃寒涼食物、冰飲料的習慣，儘量減少身體內的寒濕，讓體內一直保持乾爽、溫暖的環境，吃下去的各種高脂肪的食物，只要不過量，都能及時得到燃燒，也就不容易發胖了。

但是現在的很多人，不了解體內的溫度低、濕度大是造成脂肪不能燃燒利用的重要原因，只是一味的靠吃素或增加運動量來減少腹部的脂肪、減肥，卻並沒有避免寒涼，沒有祛除身體內的寒濕，不但減肥不容易成功，或易反彈。而且長期吃素的人體能和身體素質會下降，而大量的運動消耗的是身體儲備的能量，如沒有及時補充和補足，久而久之，身體就會空虛，就會氣血兩虧，就會百病叢生。

所以，對腹部脂肪多的人來說，腹部脂肪多是一個明確的信號，是在提醒你，你身體內的寒濕重了，要注意改變生活方式了。具體來說，要從以下方面來改變：一是注意不要再讓冰的食物進入身體了，不要再吃反季節的蔬菜、水果了，不要再吃從冰箱取出來的保鮮水果了，同時要注意多運動、多產熱，按總論中介紹的各種祛寒濕的方法祛除身體內的寒涼，這樣體內的溫度升高後，就能燃燒這些多餘的脂肪，你肚子上的贅肉就能慢慢地減少。

當你感到肚子上的贅肉減少時，其實減少的不只是你見到的贅肉，同時血管裡的脂肪也燃燒利用了，血脂就會逐漸降到正常

了，臟器內的脂肪燃燒了，臟器內的淤堵減輕了，臟器的功能恢復了，這樣人就會變得精神了，身體就會變得健康了。

肚臍周圍有壓痛的人，或肚子摸上去較硬的人，都是腸子消化、吸收能力差的人，而且往往已不是一年、兩年的事了，一般都是有很長的病史。這種人腸功能差，吃的食物不易消化吸收，多數偏瘦、面黃。

這種人該怎麼辦呢？我的建議是在飲食方面幫幫腸子，多吃細、軟的易於消化的食物，多吃切碎過的食物，忌一切寒涼的食物，水果最好全部停掉。同時，每天早晚最好揉揉腹部，順時針揉 50 次，逆時針揉 50 次，在從上往下的推腹部 50 次，長期慢慢地揉腹部，加上不吃寒涼的食物，慢慢地能使較硬、有壓痛的肚子逐漸變得柔軟、經絡通暢；有空時多到室外散步，呼吸呼吸新鮮空氣，也有助於增強腸子的消化、吸收功能。

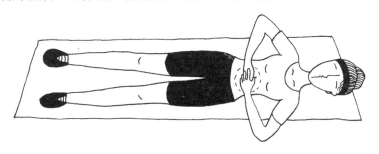

正確揉腹助健康。

7、外陰：腫、脹、痛、癢（經常、偶爾）

外陰在私密處，男性在此處有尿道口，女性在此處有尿道口、陰道口。

如果不注意外陰的衛生，如果內褲太緊，內褲摩擦；如果女性衛生棉不合適、不衛生，或受到粗糙的衛生紙的刺激；如果經常用各種的藥物去清潔外陰引起過敏等等，外陰部就會出現各種不適。如果這種不適只是偶爾出現，那麼及時去除各種外因，就不會再出現痛、癢等不適了。

如果外陰反反覆覆地出現的腫、脹、痛、癢，又排除了上面的各種誘因，去醫院檢查又排除了淋病、疥瘡、陰虱等疾病，那麼這些症狀大多數情況下就與尿道炎、陰道炎有關了。反反覆覆發作的炎症，說明此處的血液供應減少了，經絡淤堵了，消炎的能力降低了，造成了局部抵抗力的下降，因此容易發生感染，感染後也不容易自愈。

身體外部不論哪裡出現腫、脹、痛、癢，其實病因都是一樣的，腫、脹是因為局部經絡不是太通暢了，這時如果又吃了易上火的食物，如辣椒、薑、蒜、炒貨（如瓜子、蠶豆、花生等）及補氣、溫性的食物後，由於局部淤堵，熱量散發不出去，那麼這些熱量就去找身體薄弱的部位發作，如長癤子了、發炎了、紅腫了、脹痛了。

如果吃了上火的食物後外陰部總是發作的人，那你就要加強對腰骶椎處經絡的疏通。具體來說，可以做腰骶椎處的刮痧，可以經常在床上做扭腰操，這些，也是疏通腰骶椎很好的方法。

腰骶椎處經絡為什麼會不通呢？有的人是因為有一屁股重重地坐在地上傷到了腰骶椎的經歷，有的人是因為腎虛、腎寒，造成腰及腰骶椎氣血不足，特別是喜歡吃蠣蚌、田螺、貝殼類大寒食物的人，久食必傷腎，再吃辛辣、上火的食物，就極易在腰骶

椎處形成淤堵，輕者只是外陰部的紅腫、脹痛，重者就是反反覆覆的陰道炎、卵巢囊腫、腫瘤、子宮肌瘤等小腹部因淤堵不暢而得的病。還有經常坐在冰涼的泥地、水泥地、鐵板凳上的人們，也容易因受寒涼而造成腰骶椎處經絡的淤堵。

所以外陰部反反覆覆患腫、脹、痛的人，飲食中一定要忌寒涼的食物，一定要忌辛辣、乾燥、上火、溫性的食物，同時注意身體的保暖，不要坐在冰涼的地上、石凳子或金屬凳子上，同時要多吃易於消化的補血、補腎的食物，再按總論中介紹的各種祛寒濕的方法祛除身體內的寒濕，當腰骶椎處的血脈通暢後，是不易發生外陰的腫、脹、痛的，小腹部也不會患上因淤堵而形成的多種腫痛毛病的。

如果只是外陰瘙癢，多數與吃了寒涼的食物有關，對於很多女性朋友來說，發生了外陰瘙癢，就是在提醒你，你吃的食物中有寒涼屬性的，減少或杜絕這些寒涼屬性食物的攝入，你就會發現發生瘙癢的次數會越來越少。男性的陰囊濕疹的病因也是一樣，解除這些煩惱，首先要注意不吃寒涼的食物，多吃營養豐富易消化的食物，當你的血不虛、血不寒後，濕疹自然就沒有了存身之地了。

1、脖子：僵、痛、痠、不能轉動、常愛落枕、轉動時有聲響？
（經常、偶爾）

　　偶爾出現的脖子痠、痛，是與長時間低頭工作、坐在桌邊寫作、上網時間長了，或窩在床上看書、看電視，或在車上睡覺等等有關，是頸部肌肉處在一個位置時間久了，疲勞了而出現的痠痛，這時只要多活動，適當拍打、搓揉、放鬆頸部，讓緊張的肌肉放鬆下來，痠痛就會消除的。

　　當脖子轉動時出現了聲響，這是在提醒你，頸部的血供減少了，頸部因血的減少缺乏了潤滑，轉動時出現了聲響，這往往是在頸椎出現不適的早期常出現的現象；當頸椎毛病變得嚴重，整個頸椎及頸肩處都變得僵硬時，轉動時的聲響反倒小了，感覺到的是轉動時的疼痛。

　　常愛落枕的人，同樣也要注意，這是在給你報警，告訴你頸椎內部的血供不足了，因此稍稍受到寒涼的刺激，肩頸處的肌肉就僵住了，動不了了。

偶爾出現的脖子痠痛，脖子轉動時有響聲，常常出現落枕，都是在提醒你，頸椎及脖子周圍的供血不是太充足了，脖子周圍的經絡不是太通暢了。為什麼頸椎及脖子周圍的供血會減少？這需要我們弄清楚頸椎處的供血是由誰提供的。

那麼頸椎處的供血是由誰提供的呢？是腎臟，腎主骨，骨主髓，這個髓包括了腰骶椎、腰椎、胸椎、頸椎內的整個骨髓，也包括了直通到腦子裡的腦髓。

某次，一個病人問我，他患有嚴重的頸椎病，頭暈、頭痛、手臂麻木，很多年沒有治好，後來診斷為頸椎處的脊髓空洞，醫生告訴他這種病根本無法治癒。後來，我就幫他分析，頸椎處的脊髓是營養頸椎的，而脊髓空洞就說明脊髓變少了，營養不了頸椎了，頸椎的功能下降，因此出現了很多不適。

為什麼脊髓會變少？是因為腎氣虛了，腎氣為什麼虛了？是因為腎臟沒有吃飽，腎臟吃飽了自然會生產出骨髓的。為什麼腎臟沒吃飽呢？那是因為全身的血量少了，就比如鍋裡有了，碗裡才能盛滿，大鍋裡的總量少了，碗裡也就盛不滿了，腎臟就相當於一只碗。要想讓腎臟吃飽，只有通過認真地吃飽、吃好一日三餐，將一日三餐儘量燒得軟一些、爛一些，或直接磨碎了吃，讓食物進入胃腸道後消化、吸收得多一些，血液的總量才會變得多起來。

同時要針對腎臟的喜好加以滿足、加以保護，腎臟有哪些喜好呢？腎臟喜暖、怕寒，那麼只要腎臟虛弱了、腎臟有病了，再擴大到與腎臟相關連的臟器有病了，都要注意多吃補血、補腎的溫熱及性平的食物，不要再吃各種寒涼的食物及水果，同時再用

各種袪除寒濕的方法，除去身體內已留存的寒濕，增加血脈運行，減輕經絡的淤堵。

有了充足的血液補足腎臟，袪除了寒濕，疏通了經絡，腎氣足了，脊髓就會慢慢充盈起來，頸椎處的脊髓空洞也就會慢慢地消失。當頸椎有了充足的脊髓去營養時，再配合以下治療方法，如熏艾條、刮痧、泡腳的同時泡手、拍肩、背部撞牆這些方法，能有效的放鬆頸椎外部的肌肉，內外夾攻，頸椎處的各種不適就會逐漸減輕直至徹底消失的。

但如果你只是運用外在的力量去讓頸椎外部的肌肉放鬆，而頸椎內部的血液沒能補上，頸椎的功能還是不可能恢復的，這樣，各種頸椎病就會反反覆覆，總是治不好，隨著年齡的增長，隨著腎氣越來越虛弱，頸椎病發病的頻率會越來越高，越來越重，那該是一件多麼痛苦的事！

上面的這個病人認真地按我說的方法去做了，食譜中增加了牛肉、鱔魚、海蝦、固元膏，儘量避免寒涼的食物，並儘量將食物磨碎了吃，配合熏艾條、刮痧、按摩，半個月後，頭暈、手麻的症狀明顯減輕。之後他堅持將食物燉爛了吃，堅持溫水泡腳、背部撞牆，半年後復查，頸椎處的脊髓空洞消失了，這說明脊髓已充盈，就他的情況來說，根本上的問題解決了，自然頸椎病所引起的各種不適也就消失了。

如果這個人以後又不注重飲食，覺得身體好了，又去貪涼了，或者不小心受涼了，飲食又不注意營養，以後他的頸椎還會不舒服的。

人們經常說養生，什麼是養生？簡單地說，就是養成好的生

活習慣，並且長期堅持下去，好習慣如果不能堅持，那是不可能達到養生的效果的。

任何一個臟器的病變，原因都離不開血液供應減少、血液品質下降和經絡淤堵等，同樣，任何臟器的修復同樣離不開補足血液、疏通經絡。雖說各臟器所處的部位不同，功能不同，出了問題對身體造成的影響不同，但各個臟器的病因都有相似之處，都需要用食療補足全身的血液，祛寒濕、通經絡，讓全身的血脈活起來。

全身的血足了，血脈活起來了，局部的淤堵消退了，全身上上下下、左左右右，因為缺血、淤堵而造成的不同病症，也就能夠緩解甚至治癒了。

頸椎病是現在十分常見的病。脖子痠脹、痛、麻，還會牽扯到頭部，引起頭痛、頭暈，嚴重的還會出現眩暈、嘔吐，頸椎病發作時影響思維，影響情緒，影響生活品質。

現在治療頸椎病的方法多數都是著眼暫時緩解，多數沒有從補腎、強腎著手，這就不能從根本上去補足血液，去營養、滋潤頸椎，頸椎病於是就反反覆覆發作。

經常出現脖子不舒服的情況，就要認認真真做好食療，不吃寒涼的食物，不貪涼，不受涼，再多到室外活動，疏通經絡。坐辦公室的工作久了，在電腦前坐久了，再多做做拍肩的操，每天做背部撞牆運動 15 分鐘，多到室外活動，每晚堅持溫水泡腳，讓全身從內部活血、放鬆，這樣堅持下去，你會發現頸椎處僵硬的肌肉從內往外放鬆了，人自然就變得輕鬆、有精神了。

2、肩：痛、沉重、肩前側痛、肩後側痛、有肩周炎、無肩周炎？

幾十年前，肩痛、肩周炎的發病率不是很高，特別是年輕人、中年人，除了外傷引起的肩部不適外，很少人會患上肩痛、肩抬不起來的毛病。以前人們稱肩周炎為「五十肩」，是說人到了五十歲，年齡大了，身體虛弱了才開始出現肩周的毛病。

「五十肩」又稱「寒凝肩」、「漏風肩」，說明肩周圍的酸痛一是與身體內的氣血兩虧有關，二是與身體內的寒濕重、肩部直接受寒涼有關。

肩前側痛：

肩的前側是身體三條長長的經絡的源頭，就如肩內側與手臂相連處，由外而內有肺經、心包經、心經，而這三條經絡是人體三條長長經絡的源頭。

就如肺經→大腸經→胃經→脾經，這是一條相連、經氣相通的一條長長的經絡，被人為的分成了四段，起了四個名字。它們是從腹部的丹田集人體的精氣後上行到胸、肺，接納充足的氧後，從胸→走肩→走手臂內外側→走頭→走軀幹→走腿的外側、內側→回到腹部。

繞了一個大圈後又回到了丹田，回到了胸、肺，脾經在胸、肺是與心經相連的。就像交接力棒一樣，脾經將接力棒交給了心經，心經開始出發，心經→小腸經→膀胱經→腎經，又在人體的四肢、頭、軀幹繞了一個大圈後回到丹田，回到胸肺，補足能量後又將接力棒交給了心包經，心包經→三焦經→膽經→肝經，又運行了一大圈後回到了丹田、胸肺這個終點，補足能量又重新開

始了肺經的運行。

十二條經絡也就是三組長長的經絡，就是按這樣的先後次序、這樣的規律周而復始地運行著、循環著。

肩前側痛的人，一定是身體氣血兩虧之人。經絡從源頭就運行得沒有力量，就被淤堵住了，說明這人身體的正氣太虛，再遇上肩部有受寒涼的經歷，就不通則痛了。

遇到肩前側痛的人，只有認認真真做好食療，多吃補血、補腎易消化的各種食物，不吃寒涼的食物，身體不再受寒涼，慢慢調理，才會有效果。我還特別建議有這一症狀的人，多吃幾次溫性、熱辣辣的羊肉火鍋、牛肉火鍋，吃了之後，肩前側痛很快就能緩解。遇到肩前側痛的人，我很少讓他們去做按摩，多數建議他們用食療補上，效果很好。

肩後側痛：

如果出現了肩後側痛，而這人愛穿無袖、無肩的衣服，或者光著膀子睡覺，那麼這種症狀多數與受了寒涼有關，就一定要注意肩部的保暖。

現在的女性，服裝穿得太露了，不是露肩、露背，就是露腰、露肚臍，甚至露著大腿，現在空調十分普及，穿這麼少，室溫又那麼低，天長日久能不凍出病來？

為什麼以前患肩痛的人少？以前的人生活條件不如現在好，穿戴上也保守、正統，但是這裡面有一個好處，就是身體不易受涼，雖說有時悶熱了一些，但那時因受涼得病的就是比較少，連患肩痛的人都少。所以患肩痛的人，一定要注意身體的保暖，一年四季都要做好身體的保護才行。

　　如果是反反覆覆發作的肩後側痛，則與經絡淤堵有關，大家看看經絡圖就知道了，肩的後側有三焦經和小腸經通過，三焦經往下走是膽經、肝經，膽經、肝經的經氣不通，三焦經往下走時不順暢了，就堵住了，堵住了就疼痛了。

　　只要是肝膽有疾病的人，肩後側、手臂的外側一般都會脹痛，疏肝理氣是治療這條經絡不通最好的方法；不要吃辛辣、上火、乾燥、補氣的各種食物，不增加肝氣的淤堵，同時多吃性平滋陰的食物，前面介紹了肝不好的人應該吃的食物，這裡也請參考那一節所講的內容，按那些食譜去吃；同時可以用刮痧的方法，刮肩的後側，刮腋下的膽經，或每天背部撞牆，直接撞擊肩胛處，也能起到疏通的作用。

　　許多女性朋友，患有乳腺小葉增生或乳腺腫瘤的人，肩的後側都會痠痛，這時用刮痧或走罐的方法半月疏通一次，疏通過後，及時吃上補血、補腎的食物，不再吃補氣、辛辣、上火、乾燥的食物，很多女性朋友的乳腺增生，很快減輕或消失了。

　　小腸經也是主要循行在肩的後側下方，所以只要是有頸椎、腰椎不舒服的人，肩的後側下方也會發脹、痠痛。這種情況多數與腎虛、腎寒有關，按前面介紹的頸椎病病人的食療方法去吃，並及時祛除身體內的寒濕，肩後側疼痛時去做一下刮痧、熏艾條，都能起到緩解作用。

　　但要從根本上解決問題，還是補腎、暖腎，腎氣足了，這些經絡、經氣自然就暢通，就不會動不動這疼那痛了。

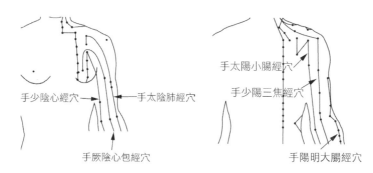

肩前、後側經絡圖。

肩周炎：

　　肩部總會反反覆覆疼痛，而且影響到手臂的活動、影響到正常的生活了，醫生就會告訴你，你患上了肩周炎了。

　　得了肩周炎，如果排除了與受涼有關，那麼多數是與身體內部器官的疾病有關。胸肺功能弱，總是氣喘、咳嗽，身體虛弱的人，就易反反覆覆發作肩周炎，肩周炎以肩前側痛為主，發病的多數是老人，這種情況下，祛寒涼、補血、補腎是調理的關鍵。

3、背：痛、痠、重、脹、偏左、偏右（經常、偶爾）

　　腰痠背痛，是很多人在疲勞後最直接的反應，背的痠、痛與疲勞、休息不好、坐辦公室的時間過久、坐在電腦前時間過長有直接關係。

　　到室外散步，呼吸新鮮空氣，活動活動上肢、腰背，背的痠痛就能減輕或消除，再注意補足睡眠，睡覺前用溫水泡腳，泡到全身熱乎乎的，血脈在全身活起來了，乘著熱用拍打的方法放鬆肩、背，然後上床睡覺，睡覺品質一定會好，有了高品質的、深

沉的睡眠，一覺醒來後，渾身輕鬆，精力充沛，疲勞、不適的感覺消失了，腰痠背痛的感覺也就消除了。當然，這只針對那些偶爾背痛的人，對那些因疲勞引起的此類症狀有效。

而長期的背痠、脹、重、痛，除了與積勞成疾有很大的關係，背部的經絡不通，血液供應少也是其重要原因。

我在前面介紹頸椎病時講到過，後背的整個脊髓都是由腎臟來管理的，腎氣虛、腎寒的時候，整個脊椎都會虛弱。遇到頸椎受到寒涼等外因影響，頸椎處就患病了；遇到背部的肌肉總不能放鬆、總處在疲勞的狀態下，背部的脊椎就患病了；遇到腰部的受累、運動不當時，腰就很容易「閃」到，動不了了……這一切的發生都是在腎氣虛、腎寒的基礎上，再加上局部受累、受傷，就極易患病了。

還有，背部與心、肺、肝、膽這些臟器是相連的，當心、肺、肝、膽出現不適時，也會引起背痛。

心臟病引起的背痛多數偏左側，肝膽引起的背痛多數偏右側，肺的各種慢性炎症、支氣管炎、哮喘、久咳不愈的人都會伴有背痛，只要治好這些相應臟器的疾病，背痛自然能夠得到緩解。

但腎是人的根，腎氣虛，所有臟器都會隨著虛弱，所以補腎、暖腎、護腎不但能改善背痛的症狀，而且也能增強各臟器的功能，只是各臟器還有它的治療特點，再結合這些特點去治療，各種疾病都能慢慢得到緩解直至痊癒。

還有人會發現說話多了、唱歌久了會背痛，那是肺氣虛造成的，要調理肺氣虛的問題，就要多吃溫熱的食物，減少說話、唱

歌的機會，多閉嘴養氣，不要吃瀉氣的食物，慢慢地，背痛的現象就會不斷減少直至消失。

4、腰：痠、重、痛、脹、偏左、偏右、偏上、偏下、中間（經常、偶爾）、腰痛時間在早晨、傍晚、勞累後？是否隨時都輕微腰痠痛？

腰的痠、重、痛、脹，最根本的原因就是腎虛、腎寒。

腰痛時間在早晨，說明這人腎虛、腎寒嚴重，氣血兩虧營養不了腎臟了，一晚上的休息都不能緩解你的腰痠、腰痛，那就得注意避免傷腎的所有事，如縱欲、腰部受涼、貪吃寒涼食物、平時飲食太隨便等。

過度勞累也會造成腰痛，這時，該休息的一定要多休息，補血、補腎的食物一定要加強，不要吃寒涼的食物，注意對身體的保暖，再按我介紹的祛寒濕的方法，祛除身體內已留存的寒濕，慢慢地，腎氣足了，腰痛、腰痠的症狀自然也就會減輕了。

傍晚、勞累後出現腰痛，一般來說，這是比較輕的腰痛，說明腰痛與勞累有關，是一天工作太累了，傷著腰了才會出現腰痛，這種情況，往往睡一覺之後就會明顯減輕了。出現了這種情況，一定要減輕工作量，並多吃能量高的食物，及時補足身體的消耗，每晚用溫水泡腳放鬆全身，這樣，腰痛就會很少發作了。

如果隨時都有輕微的腰痠痛，這是腎虛、腎寒、氣血兩虧的表現，這種情況在婦女和老人中最多見，特別是女性，患有婦科的慢性疾病如骨盆腔炎、輸卵管卵巢炎、子宮頸炎、卵巢囊腫、子宮肌瘤的人，平時腰部總是不舒服，總有隱隱的痠痛的感覺，

男士患有前列腺炎的也會常常感到腰部隱隱地痠痛。

腰痛的部位偏上，同時說明這人胃腸的消化、吸收功能比較弱。

腰痛的部位偏下，在腰骶椎處的，女士多患有婦科病，男士多患有前列腺的毛病。

腰痛的部位偏左、偏右，多數與腰肌勞損有關，或與腎臟的疾病有關。

腰部的疾患，不論偏左、偏右、偏上、偏下，只有從根本上注意對腎臟的保護，用食療補足血液，避免寒涼，避免縱欲，多到室外運動，才能保護住腎陽，保持腎氣充足；腎氣足了，就能營養脊髓，營養脊髓管理下的腦、頸椎、胸椎、腰椎、骶椎，就能管理好生殖、泌尿系統，就不會出現與腎氣衰減有關的各種疾病。

腰痛發作時，可以在腰部貼上生薑片，再用多根清艾條同時熏 20 ～ 30 分鐘，然後再在局部刮痧，這樣能有效疏通腰部的經絡，減輕腰部的疼痛。還可以按壓腳背內側的腰椎反射區，在反

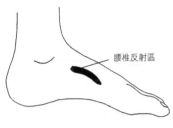

腰椎反射區

腳上腰椎的反射區。

射區域內尋找最痛的部位，兩隻腳都要按壓 10 ～ 20 分鐘，也能從內部放鬆腰部周圍的經絡，減輕疼痛。

但按摩放鬆只能暫時緩解疼痛，根本上治療腰痛，還是要從暖腎、補腎著手，再配合按摩，療效才能持久，才不會反反覆覆地犯腰痛的毛病。

5、腿：痛、痠、重、麻、木、腫、脹、僵、軟、發涼、睡著後有腿抽筋現象（經常、偶爾、無），睡著後腿愛出汗（經常、偶爾、無）

　　腿痠、腿痛，多數是由過度勞累、運動量過大造成的，這種原因造成的腿痠、腿痛，只要注意休息，以後減少運動量，就不會再出現。

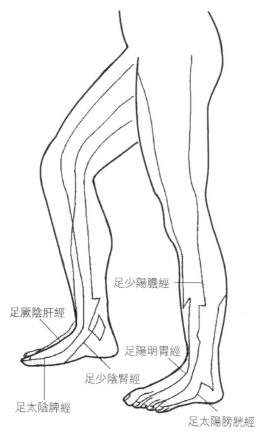

足少陽膽經

足厥陰肝經

足陽明胃經

足少陰腎經

足太陰脾經

足太陽膀胱經

腿內、外側經絡圖。

如果沒有過度的勞累和運動，腿卻出現了痠、痛、重、脹、麻、木、僵、軟、涼的症狀，這說明腿部的經絡運行不順暢了，發生淤堵了。不通則痛，只是因為程度不同，病變性質不同，各種感覺之間會有所不同罷了。

大家看看經絡圖就知道，腿前面運行的是胃經，外側運行的是膽經，腿的後面運行的是膀胱經，內側運行著脾經、肝腎和腎經。

當腿出現了各種不適時，對照著經絡圖一看，大致就知道是哪條經絡出現了淤堵。

人老腿先老，人到了中年後，氣血開始不是太充足了，經氣從胸、膀子出發，走到腿的時候已經力量不是太足了，所以人到中年後，最容易出現腿部的痠、痛、脹、麻，老人腿、腳不靈、腿痛、腿僵硬的發病率是很高的，這都是氣血不足的表現。同時，身體內寒濕重也會加重經絡的淤堵。

很多女士愛美，不注意腿部的保暖，還沒到中年就會出現腿痛、腿木、腿發涼、腿發軟、腿沒勁的現象。要想兩腿不痠、不痛、不麻、不脹、走路輕快、循環通暢，一是注意雙腿的保暖；二是注意雙腿適度的活動。「活動」，活著就要動，動才能促進血脈的運行。不能長時間坐或長時間站，一定要經常邁開步子到室外散步、活動；三是要加強營養，只有保持充足的營養，讓身體內的氣血充足，各條經絡裡的經氣才會充足；四是少吃寒涼食物，減少血液、經絡內的寒濕之氣，減少發生淤堵的可能性。

只有認認真真做好上面四條，才能預防腿部不適的發生。而當發生了腿部的各種不適時，同樣要做好上面的四點，同時再針

對具體經絡，採用刮痧、拍打、搓揉、熏艾條、熱敷等方法對局部加以疏通，但疏通的力度不要太大、太頻繁。

特別是上了年紀的人，腿部的各種不適大多由腿部的供血減少引起，真正原因是全身的總血量太少。而你過度地去疏通腿部，血液往腿部運行的多了，往頭部的就會減少。很多老人就是每天忙於腿的按摩，沒有及時地運用食療補足血液，結果反而引發了頭面部的很多疾病。有的老人經常用力地做腿部的敲打、按摩，每天的飲食卻很清淡，這些老人最後多易患上腦梗塞、腦萎縮、老年性癡呆等疾病。

中年以後發生腿部疾患的人，多數都存在著腎虛、腎寒、氣血兩虧。因此，用各種方法疏通腿部的經絡，減輕腿部不適的同時，一定要多吃補血、補腎的食物，才能在治療腿的同時，不會造成對身體其他部位的傷害。腿部出現不適及衰老跡象時，只有認真做好食療，補足血液，補足腎氣，才是讓腿變得有勁、健康的關鍵，按摩和鍛鍊只能起到輔助作用。

睡著後腿抽筋的現象，會隨著年齡的增加而逐漸增加發作的頻率，原因同樣是與腿部的血供不足、腿部的寒濕重有關。一般人認為是由缺鈣造成，當然，這是一部分原因，而更主要的原因其實是腎虛、腎寒，和身體內血液的數量和品質的下降密切相關。身體受涼、身體內寒濕重、晚上愛踢被子、腳腿受涼很容易引發腿抽筋，而腿部溫暖、血供充足的人，一般是很少出現腿抽筋的現象的。

睡著以後腿愛出汗的人，也是腎虛、腎寒之人，同時腿部的經絡不是太通暢。凡是有腿愛出汗的毛病的人，自己可以注意觀

察，當吃了性寒涼的食物後，晚上睡著後腿就愛冒汗，慢慢地你就會尋找到「元凶」——寒涼之物，以後你就儘量少吃或不吃這些食物，多吃補血、補腎的食物，同時要多到室外活動，多散步，疏通雙腿，晚上堅持用溫水泡腳，睡著後腿出汗的現象就會越來越少的。

腿部發涼，一是腿部受涼引起，注意對腿部的保暖就能緩解，另一個就是代表血液運行到腿上的量少了，這種情況下，如果不注意用食療來補足血液，下一步腿部就會發展到痠、麻、脹、痛。因此，如果發現最近腿老是發涼，就要引起警惕，並及時處理了。

辦法其實很簡單：注意保暖，多吃補血、補腎的食物，多用溫水泡腳，多到室外散步、活動，腿部的血脈充足、血脈通暢了，腿部自然就溫暖起來。只要我們能按上面說的去做，堅持下去，無論到了中年還是老年，走起路來，依然會步履矯健，步態輕盈。

6、膝：痛、腫、發涼、軟、骨痛、無力（內側、外側）？

膝關節是全身最負重的關節之一，隨著年齡的增長，人的體重都比年輕時增加了不少，這更加重了膝關節的負擔。

隨著身體的衰老，氣血兩虧的加劇，血液運行到腿部的總量減少，膝關節腔內的潤滑液分泌也會隨之減少，膝關節的活動受限，膝關節的負擔越來越重。因此隨著年齡的增長，患有膝關節腫痛毛病的人越來越多，這中間，女性發病多於男性，這是因為女性比男性更加虛弱，血虧更明顯，自然更容易經常患病了。

膝關節是在腿的中間，經絡的分布與腿是相同的，膝關節中間髕骨處有胃經通過，膝關節的外側有膽經通過，膝關節的後外側及後側膕窩處有膀胱經通過，膝關節的內側從上往下分別是脾經、肝經、腎經。

　　膝關節外側痛是因為淤堵較重，治療應以疏通為主。通過局部的拍打、刮痧、艾熏疏通經絡，並避免一切寒涼食物，注意保暖就能減輕或緩解局部的疼痛與不適。

　　膝關節內側痛是身體虛弱嚴重，同時又伴有局部的淤堵，以食療補血、補腎為主。如果只是注意局部的疏通而沒有及時補上高品質的血液，沒有及時祛除身體內的寒涼，這種因為虛弱、寒涼所得的病會反反覆覆地發作。所以，患有膝關節內側痛的病人，平時要多吃牛肉、海蝦、羊肉這些溫性的食物，再配合局部的適當按摩，效果才會明顯、持久。

7、足：痛、脹、麻、木、涼、熱、有腳癬、無腳癬？

　　腳承載著人體的重量，站立、行走、運動都會加重腳的負擔，每天晚上臨睡前用溫水泡腳，放鬆辛勞了一天的腳，是非常必要的，不僅可以消除腳部的疲勞，還可以延緩雙腳的衰老。

　　腳同時又是人體的最末梢，而最末梢顯示出來的各種信號，是能反映身體的整體狀況的。

　　腳上與腿上運行的六條經絡是一致的，看看經絡圖就知道了，腳背的正中有胃經通過，正中偏外一些有膽經通過，腳背的外側有膀胱經通過，腳內側至腳心的部位有腎經，大腳趾的內側有脾經通過，腳正中偏內處有肝經通過。

足脹、足痛的時候，對照著經絡圖看看，大致就知道是哪條經絡不通暢了、哪個臟器虛弱了。

足後跟痛比較常見，足後跟運行的是膀胱經和腎經，生孩子的產婦、老人，由於腎虛明顯，患腳後跟痛的人比例較高。

還有，現在的城市住家講究室內清潔，進家門就換拖鞋，一年四季，不分天涼天熱，腳後跟都露在外面。到了冬天，北方的家庭還好，有暖氣供暖，室內溫度比較高。而在南方，比如南京、上海這些地方，如果不開空調和暖氣，家裡溫度也就十度左右，雖說冬天穿的是棉拖鞋，可大多數的拖鞋還是露著腳後跟，腳後跟受凍。久而久之，膀胱經、腎經因常常受寒涼的侵襲，整條經絡都會運行不暢，結果不光是腳後跟痛，腰痠、背痛、脖子痛、腿痛、婦科病、前列腺炎的發病率也會增多。

因此，如果一個人出現了腳後跟痠痛，一定要注意暖腎、補腎，要忌一切寒涼的食物，多吃利於消化、吸收的補血、補腎的食物，同時注意全身及腳部的保暖，每晚堅持用溫水泡腳，慢慢地氣血補足了、腎氣足了，膀胱經和胃經的經氣自然充足，足跟痛自然會緩解，最後還會慢慢地消失。

足背正中偏外的地方，就是腳外踝至第四腳趾間，運行的是膽經，很多人發生的「踝關節扭傷」（俗稱崴腳），多數都傷在這個區域。踝關節扭傷就是在提醒你，你的膽經虛弱了。經常發脾氣、容易生氣的人容易傷著肝膽經，也比較容易扭傷；常常喝酒又控制不住酒量的人，很容易使肝膽經受傷，也容易扭傷；常常喝瀉氣的花茶、寒涼的茶，常吃瀉氣食物的人，肝膽經虛弱，易扭傷；過度運動、過度按摩的人，氣虛、耗氣，同樣易扭傷。

所以，一旦腳上的膽經脹、痠、麻、痛時，就需要對照上面說的，找找是生活中哪些習慣不對，傷了肝膽經，找到了原因，及時加以解決，再多吃補血的食物，讓肝膽經有充足的精氣潤養，踝關節扭傷的事自然就不會輕易發生了。

當人身體健康時，走路不小心也會扭傷，可稍稍活動、按摩按摩就好了，可身體虛弱的人，稍稍扭傷了一下腳，腳會馬上腫起來，走路都困難。同樣都是扭傷了腳，反應程度的輕重，取決於身體內的經氣是否充足，取決於整體的身體素質。

腳內側痛，腳趾痛的人，多數都是脾胃消化功能不太好，同時又因貪吃寒涼的食物，加重了經絡的淤堵。腳的脹、痛、麻是一種提醒，提醒你寒涼的食物對身體已造成了傷害，要停止傷害，你只有少吃寒涼食物，及時祛除身體內積聚的寒濕，多吃補血、補腎的食物。等氣血充足了，腳痛的情況自然就會減少直至消失的。

腳涼：

是身體虛弱和身體內寒濕重最直接的反應，往往手、腳冰涼是同時存在的。要解決這個問題，一定要用食療補足氣血，用序言中介紹的方法祛除身體內的寒濕，不貪吃寒涼食物，不讓身體受涼。隨著身體內氣血的不斷補足，血液流到末梢的量也就會增加，手、腳自然就暖和了。增加活動量，適當進行體育運動，也是讓體內血液運行暢快的好辦法，也能讓手腳變得暖和。

但光靠運動並不能從根本上解決問題，如果不從內部解決問題，僅僅靠運動，當你不運動了，手、腳又涼了，因此，只有從根本上用食療補足血液，再配合適當的運動，手腳才能真正保持

隨時溫熱，而手腳溫熱，代表的就是氣血充足、身體健康狀況良好。這種人多數都吃得好，睡得香，而且大多性情溫和，不急不躁，這種人中長壽的比例也比較高。

腳熱：

這種腳熱不是正常的溫熱，是燥熱，熱得人心煩意亂，熱得人總想脫鞋子、脫襪子，恨不能赤腳走路，這種熱就不正常了。偶爾出現腳部熱燥的現象是與吃的食物過於燥熱有關，停掉溫熱性質的食物，停掉乾燥、易上火的食物，腳部熱燥的現象慢慢就會消失了。

長年的腳部熱燥，是由身體內失衡、陰虛火旺造成，遇到此類病人，我常建議他們用大蒜敷腳心，敷 1～2 次，腳部燥熱、冒火的現象很快就能減輕。用了這個辦法效果不明顯的，我會讓他們用全身熏艾條的方法疏通全身的經絡，同時多吃性平的、易消化的食物，不吃寒涼食物，也不吃溫性、乾燥的食物，這樣，體內陰陽慢慢平衡了，經絡通暢了，腳熱現象也就慢慢消失了。

腳癬：

發腳癬最頻繁、最嚴重的是年輕人，發腳癬時經常還伴有腳汗、腳臭。

腳底、腳趾處是人體濕氣、寒氣排泄的一個視窗，就如練氣功時，傳授功法的人總是引導大家，將身體內的污濁之氣用意念從頭往下驅趕，最後從腳底排出體外，就是把腳底當作了一個出口。

當一個人腳上能出汗、能發腳癬時，說明這人的身體內正氣還足、氣血還足，還有足夠的能量驅趕身體內的污濁、濕邪之

氣；而隨著年齡的增大，出腳汗越來越少，發腳癬的程度也越來越輕了，這種情況很普遍，這是一種信號，說明身體內的血氣變弱了。

很多老年人有腳部乾燥、開裂的現象，老人如果能出腳汗，腳就不會出現乾燥、開裂的情況，由此可見，腳汗其實對人體保健是很有好處的。

如果腳汗過重，就會給生活帶來不便，也會帶來腳癬等問題。既然腳汗、腳癬與身體內的濕邪重有關，治療年輕人的腳汗重、腳癬重的毛病，就要以除濕邪為重點。因為身體內寒濕重而造成的汗腳，多數都是冰涼的腳汗，這種人身體內長期濕邪不去，不只是發腳汗、發腳癬，還易患上關節炎及腳腿冰涼、痠痛的毛病。

所以，腳汗多的人平時一定不能再喝冰鎮的飲料和啤酒，也不能吃寒涼的食物，水果也要少吃或者不吃，要儘量減少或避免讓濕邪進入體內，同時用全身熏艾條的方法快速蒸發身體內的濕氣，熏幾次以後，腳上的腳汗就會明顯減少，腳也不會因總泡在腳汗裡而冰涼了。

有腳汗又有腳癬的人，如果腳汗和腳癬加重了，大多數情況下是因為在身體寒濕重的情況下，又貪喝白酒，多吃了辣椒、薑、蒜或魚蝦，有濕又有熱的情況下，腳癬就加重了。

腳癬嚴重的人，飲食中除了不吃寒涼的食物外，燥熱的食物也不要吃或儘量少吃，多吃性平的食物，這樣，腳癬發作的程度就能得到有效控制。但如果又吃了寒涼、燥熱的食物，腳癬便會隨時發作。

　　由此可見，腳癬的發作程度和飲食情況是密切相關的，控制好飲食，就能減輕腳癬的發作。腳癬癢得厲害時，可以在泡腳的水中倒上一些醋，泡一會，腳癢的程度就會減輕一些，但外用的止癢方法，包括塗止癢的藥等方法都解決不了根本問題，只有身體內氣血充足，不濕、不燥時，腳汗、腳癬都會得到控制。

　　而老人、久病之人，如果出現腳癢、發腳癬的情況，說明老人身體內正氣在抬頭，說明老人最近的體質有所增強，身體內又有足夠的力氣排除污濁之氣了。這種情況下，少吃寒涼及辛辣的發物，同時每天用溫水泡腳，經過一段時間，腳一般就不會再難受了。

　　而此前一直有嚴重腳癬和腳汗的人，最近腳忽然變得乾爽、無味了，這要引起注意了，要找找原因：是身體最近消耗太多、抵抗力下降明顯了？還是身體其他部位出現問題了？這時要仔細想想、仔細查查，最近的飲食、生活哪些地方不對了？找到了原因，要及時糾正，慢慢地，就又會時不時的冒出腳癬、腳汗了。

　　有的人腳趾甲總往內長，動不動就腳趾痛，極易患上甲溝炎，雖然總是注意修剪腳趾甲，同時局部用藥，但效果並不明顯，為此很痛苦。這些問題是怎麼造成的呢？問題出在腳趾甲，但真正原因是出在血液上，全身的血液少了，營養不到腳趾了，才造成了以上的問題。

　　這種情況下，只要多吃補血、易消化的食物，少吃寒涼的食物，多用溫水泡腳，慢慢地你就會發現，腳趾甲在獲得充足的養分後，不再往內長了，而是舒展開來正常生長了，腳趾也就不會再痛了。

人的健康就如一個家庭，幸福的家庭都是一樣的，和諧、寬容、謙讓、互助，不幸福的家庭，千奇百怪，什麼意想不到的事情都可能發生。當一個人身體健康時，就是氣血充足、經絡通暢、溫度適宜、陰陽平衡、內外和諧；身體不健康時的情況卻是千奇百怪，有時，各種各樣複雜的、奇怪的症狀，會讓醫生不知該如何下手。要解決這些問題，看起來複雜，但抓住了根本，事情就會變得簡單，這個根本，就是補足氣血、疏通經絡，就是保護住身體內溫暖適宜的環境。

具備了這些，你只要細心體會、注意觀察，身體的各個部位都會出現不同的變化，在身體的大環境逐漸變好後，身體的很多毛病慢慢地緩解甚至自愈了，很多人只有在親身感受到、親眼看到這一切的變化後，才會知道這些簡單方法的重要。

這裡，我要提醒大家，維持健康其實很簡單，就是吃好、吃對、吃飽、睡夠、生活有規律、無惡習、多到室外活動呼吸新鮮空氣，做到這些，疾病就很少會光顧你了。

8、腳踝處是粗是細？從小到大都細還是小時候細後來慢慢變粗了，還是從小到大都較粗？腳踝處有無浮腫？

到了夏天，女士們穿上了裙子，男士們穿上了短褲，走在大街上，我喜歡觀察路人的腳踝，因為根據我的觀察和研究，從腳踝的粗細大致可以判斷一個人的身體素質。

腳踝處瘦瘦的、細細的，這人體質大致是好的，先天腎氣足，而且奔跑、跳躍的能力都不錯，一般情況下，這還是一個不知疲倦、愛操心、愛做事的人。而一個人的腳踝處粗粗的，或者

還有一些浮腫，這個人很可能就是一個身體多病的人，氣血不足、腎氣不足，動不動就感到渾身乏力，極易疲勞，這種人一般怕動，做事的積極性、主動性自然也就比較低。

當一個人發現他的腳踝處慢慢地長肉、變粗的時候，那是在提醒你，你身體內的整體素質下降了，血液向下運行的速度及力量不夠了，腳踝處已有淤堵和不順暢發生了，這是身體機能衰退的一個徵兆。只有及時補足氣血，及時地祛除身體內的寒濕，讓身體內血脈運行得疏暢起來，腳踝處的淤堵減輕，循環順暢後，才有可能慢慢恢復正常。

而從小到大腳踝處都是偏粗的人，這種人一般都屬於先天不足、後天營養不良，身體一直小毛病不斷，累不得，氣不得，病病歪歪的，一生都比較虛弱。

當腳踝處有明顯的浮腫時，說明身體內氣血兩虧明顯，腎氣也是虛弱的，身體內血液運行的速度也已明顯減慢，經絡淤堵嚴重。這種情況下，只有認認真真地做好食療，避免一切寒涼的食物，多吃補血、補腎的食物，讓身體內的血液漸漸充足，讓身體內的溫度上升，血脈運行加快，才能從根本上祛除水腫。

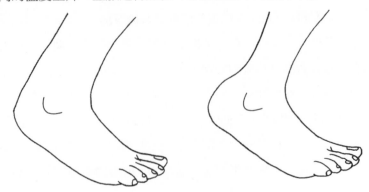

看腳踝，識健康。

我曾看過一檔按摩比賽的電視節目，節目上檢驗按摩效果的辦法，是測量按摩後腿細了多少。這是有道理的，按摩確實能促進血液循環，幫助消腫，但是，按摩畢竟沒有從根本上、從身體內部改善血液循環，所以按摩的成效也只是暫時的、有限的。

　　要想身體各處都能循環通暢，不虛泡，不浮腫，只有通過正確的飲食補足氣血，身體的內部不再吃進寒涼的食物，身體的外部不再受寒涼，身體內部的血管、經絡才能暢通無阻，最終達到保健的效果。

9、手：涼、熱、乾、出汗、麻、顫、指痛、早晨醒後手指僵硬？（經常、偶爾）

　　手是人體中活動最多、操勞最多的部位，眾多事情的完成都必須用到手，手的外部狀況，手的衰老程度是能反應一個人的身體健康程度的，有的女士，經過各種方式對面部進行美容、整型，以求隱藏真實的年齡，可手一伸出來，往往就洩露了天機。

　　我非常注重藉由觀察手部的外形、氣色、手上青筋的多少、手上紋理的變化、手指甲上半月形及縱紋的變化，並通過按壓第二掌骨所獲得的資訊，來判斷一個人的身體狀況、身體素質以及這個人先天是否充足。同時，後天營養、鍛鍊、生病的各種資訊也都能從中得知，我在之前出版的三本書中，都涉及到這方面的知識。簡單概括起來，手與健康的關係，可以從以下幾個方面來看：

手涼：

　　手涼是血液供應少的一個標誌，是身體內的能量不夠、身體

內寒濕重的一個標誌。人受涼了手會涼，餓了手會涼，只要是手暫時發涼，是提醒你該注意給身體保暖了，該給身體補充能量了。

如果手一直是冰涼的，吃飽了飯以後手也只能熱乎一會，一會又發涼了，或是運動一會手變熱了，運動停了手又變涼了，這說明這個人身體內寒重，血液的總量太少。

十二經絡是從肩內側經過手臂到達手，如果能量比較弱，才剛剛從肩部出發一會兒能量就不夠了，那麼接下來的手臂外側，肩外側、頭、軀幹、腿外側、足、腿內側的旅行能量能足嗎？能量不足，能不引發一系列的功能低下的症狀麼？

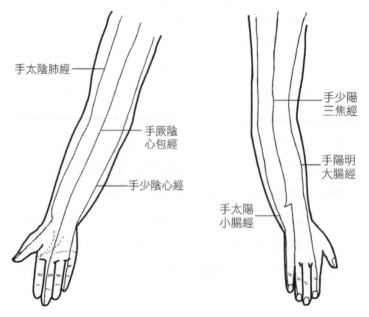

手臂內、外側圖。

手涼是最容易被發現的，往往人受涼後第一個反應就是手變涼了，很多小孩都是手先涼了，過了一陣子甚至要過一天之後，才會顯示出感冒的症狀。所以，我在《父母是孩子最好的醫生》這本書中告訴家長，要隨時注意孩子小手的溫度，隨時摸孩子的小手，小手只要是溫熱的，孩子一般不會生病；只要小手一涼，就要及時處理，給孩子添加衣服，多給孩子吃些溫熱的食物，用溫水泡腳泡出汗來達到排寒的目的，並注意保證孩子充足的睡眠，晚上盡早讓孩子睡覺，孩子的體質隨著小手的漸漸溫暖起來而逐漸地增強，許多小毛病也都帶好了。

　　大人也一樣，年輕小夥子的手多數都是溫熱的，姑娘、老人的手涼的多。手經常發涼的人，一定要按總論中介紹的各種祛寒的方法，祛除身體內留存的寒濕，同時注意不要受涼、不再貪涼，多吃易於消化、能量較大的肉食、魚蝦，再多注意增加一些室外的運動，當全身氣血充足之時，手隨時都是溫熱、靈活的，不痠、不痛、皮膚不蒼老，也不長色斑。

手熱：

　　排除正常的溫熱，手熱得發燥，這種情況多數是辛辣、上火的食物吃得多了，解決這個問題的辦法很簡單，只要及時停掉這些燥熱的食物，炒貨（如瓜子、蠶豆、花生等）、補氣的人參、山藥、糯米等食品也不要吃，堅持一段時間，手慢慢就不會燥熱了。如果已經不吃以上食物了，手心還總是燥熱，多數是肝火旺、陰虛火旺，可以按本書中介紹的方法吃 1 ～ 2 條生泥鰍，手心的燥熱可以得到減輕。

手乾：

乾是血少造成的，只要身體內的血液充足，手就會是潤澤的，而乾巴巴的手一般是與蒼老、衰老連在一起的。但現在很多孩子的手，伸出來也是乾巴巴的，是什麼原因造成了這種反常的現象呢？

我注意觀察了一下，如果是一直吃零食、喝飲料的孩子，小手多數是乾巴巴的，看著都讓人心痛。吃著營養低下的垃圾食品長大的孩子，身體裡的營養嚴重不足，血液怎能充足？沒有充足的、高品質的血液，怎麼會有好身體？沒有了好身體，以後漫長的人生道路怎麼走？拿什麼去支撐將來的學業、工作、家庭？

家長如果發現了孩子手上失去了光澤，摸上去乾巴巴不細膩時，一定要注意了，要趕快調整飲食，一定要停掉各種垃圾食品了，只給孩子吃各種新鮮的食物，親自動手讓孩子吃好一日三餐，選擇新鮮、安全、易消化的各種食物做給孩子吃。

當孩子身體內營養充足了，血液增多了，血液的品質也提高了，孩子的小手受到充足、優質血液的滋養，就會變得潤澤、細膩起來，這種變化不只表現在表面，而且更重要的是，孩子整個身體素質也隨之提高了。因此，為了孩子的將來，家長一定要將時間和精力多放一些在孩子每日進嘴的食物上，吃好、吃飽、吃對一日三餐，就是愛孩子的最直接的表現。

大人、老人手上失去了光澤，也一樣要注意每日進嘴的各種食物，愛吃零食、常吃藥物的人，天長日久，營養不良了，手部也會因缺血而變得乾燥。調理的方法，可以參考上面的內容。

手出汗：

　　當吃的食物能量較大時，當運動後身體發熱時，當穿的衣服、蓋的被子過多時，人一般會出汗，手也會出汗，但排除了以上各種原因之後，手還總是出汗，那就不屬於正常狀態了，這時，如果手上冒的汗是涼涼的，那更是病態了。

　　遇到手上常常沒有理由出汗的人，我總是讓他們在飲食上尋找原因，提醒他們停掉或少吃所有辛辣、上火、油炸的食物，停掉炒貨（如瓜子、蠶豆、花生等）、補氣的食品，蒜、薑也要停掉，同時大寒的食物也不要吃，只吃性平的肉類、蔬菜，再配合全身熏艾條的方法，快速祛寒，疏通經絡。

　　按照我教的辦法去做之後，很多人手汗多的現象消失或明顯減輕了，如果沒有條件做全身熏艾條，只要飲食上注意，同時每晚睡覺前堅持用溫水泡腳，促進全身的血液運行，調節身體內的陰陽平衡，堅持一段時間之後，手出汗的現象同樣也會慢慢消失。

手麻：

　　麻是與不通暢、淤堵連在一起的，只是單純的手局部發麻，可能是局部的碰傷、扭傷等原因造成的，搓、揉、按摩，多在溫水中泡泡，不要接觸涼水，手局部發麻的症狀慢慢地就會消失。

　　如果手部的發麻是與手臂相連的，多數是肩和頸椎出了問題，這時要及時採取辦法放鬆頸、肩，改善頸肩部的血液循環，祛除寒濕，疏通經絡，化解淤堵，手麻的現象自然也就會隨之消除。

手顫：

　　手部過度疲勞、甲狀腺亢進、腦部缺血的人以及帕金森綜合症等疾病的患者都會出現手顫、手抖的現象。

　　手顫既然與疲勞、缺血、淤堵有關，那麼只有注意休息、補足血液、疏通經絡才是治本的辦法，當全身各臟器的機能改善並逐漸恢復正常的時候，因臟器功能失調引發的各種小毛病自然也就不治而愈了。

指痛：

　　痛則不通，局部的損傷會造成疼痛，經絡的淤堵會造成疼痛，不論身體哪個部位發生疼痛，排除局部外傷、碰撞引起的疼痛，大多都與身體內寒濕重、氣血兩虧有關，祛除寒濕，補足氣血，適當運動，是治療此類疼痛的有效方法。

早晨醒後手指僵硬：

　　早晨醒來後，應該是一天中最舒服的狀態，經過了整夜的休息，身體各臟器得到了充足血液的補充、修復，各臟器功能都應處在最佳狀態，而這個時候卻出現手指僵硬、活動不靈活了，這說明身體內寒濕太重、氣血太虧，才會造成人在放鬆的狀態下，仍然不能緩解淤堵，造成了僵硬。

　　如果發生了早晨醒來後手指發脹、伸握不靈活、手指發硬的現象，不論是偶爾發生，還是常常發生，都必須引起你的高度重視。只要是有晨僵出現的人，大多同時患有腰痠背痛、脖子痛、腿痛這些毛病，只有讓身體外部不再受寒涼，同時不再貪吃各種寒涼的食物，用各種方法祛除身體內的寒濕，用食療補足氣血，晨僵的現象才會越來越少。

10、臂：痛、痠、脹、麻、木、涼？

手臂是與肩、手相連的，肩部出現不適，手部長期過分勞累或受涼，都會影響到手臂的健康。

手臂的內側有心經、心包經、肺經通過，手臂的外側有大腸經、三焦經、小腸經通過。手臂內側出現的痠、麻、脹、痛都與這人氣血不足、身體內寒濕重有關，出現這些症狀，說明此人整體身體狀況不是太好，經絡從源頭剛出發就不順暢了，代表這人經氣太弱。補足血液，讓身體內氣血充足，是改善手臂內側痠、麻、脹、痛的關鍵，同時配合拍打、搓揉，避免寒氣，手臂內側的不適就能得到緩解。

手臂外側的三條經出現了不適，多數與勞累、受寒涼重、長期坐辦公室、採取某種姿勢過久有關，這些因素都會引起手臂肌肉的痠、脹、痛、麻，而如果能夠多注意休息，減少受涼，注意營養，有空時拍打、按揉，多用溫水泡泡，都可以緩解因疲勞、淤堵造成的這些不適。

手臂發涼時，一定要引起足夠的重視。手臂是經氣很足的部位，正常情況下是不會發涼的。很多不良習慣會造成手臂的發涼，比如晚上睡覺時，手臂放在被子外面，就是最典型的導致受涼的習慣。

我在《父母是孩子最好的醫生》這本書中曾反覆強調，孩子睡覺時手臂一定要放在被子裡，這一點做好了，孩子就能少生很多的病。從小到大手臂經常放在被子外面睡覺的人，幾乎沒有一個身體是很好的，這種人最易患呼吸系統及心臟方面的疾病。

還有一些人總喜歡穿厚厚的背心，而手臂部位總是穿得很單

薄，到了夏天在空調房間裡，穿著無袖衣服生活的人也十分普遍，這些情況都極易造成雙臂受涼。

雙臂是經絡出發的源頭，源頭上的經絡和血管經常因受涼而收縮，經氣的運行自然不會順暢，自然會影響到頭、軀幹、雙腿，乃至全身各處都會隨之出現很多的毛病。所以隨時注重雙臂的保暖是非常重要的，做好這一點，再配合食補，做好食療，可以減少很多疾病的發生。

1、幾點入睡，幾點起床？（有規律、無規律）

在電燈沒有發明之前，人們多數都習慣日出而作、日落而息。電燈發明後，人類晚上睡覺時間就往後推了，但後推的時間還是很有限的。

真正讓人類睡眠時間變得雜亂無章起來，是在電視、電腦、遊戲機、KTV 普及以後，人們消遣、娛樂的管道增多了，睡眠的時間因此越來越推後，總體睡眠時間也越來越少了。

能做到按時睡覺、按時起床的人，一般生活都比較有規律，這種人自律性比較強，抵抗各種誘惑的毅力往往也比較強。能做到準時睡覺、準時起床，一般也能做到準時吃飯，生活中染上惡習的可能性比生活沒有規律的人要低得多。

好的生活習慣是健康的基礎，當健康的生活習慣養成後，健康、長壽才有了保障。

做不到按時睡覺、按時起床的人，生活往往也沒有規律，如果一個人不但睡覺無規律，吃飯也無規律，餓一頓飽一頓的，那

這個人的身體一定好不到哪裡去，嚴重的還會多種疾病纏身。這種人年輕的時候以胃不好居多，年紀大一些就容易患上高血壓、高血脂、糖尿病、心臟病。

如果一個人雖然不能按時睡覺、按時起床，在該睡覺的時間裡不能保證睡眠充足，但卻能在一天中的其他時間補足睡眠，同時注重一日三餐的營養補充，注意飲食的合理搭配，這種人的身體一般也不會出現嚴重的不適。也就是說，雖然沒規律，但該睡的睡足了，該吃的吃好了，身體的消耗隨時補上了，身體同樣也能保持基本的健康。

因此，有的人因學習任務、工作任務繁重，在一段時間裡打破了生活規律，難以做到早睡早起，但只要每天能抽空補充睡眠，同時注意保證攝入足夠的營養，這樣，身體虧損的能量得到及時補充，是不會造成積勞成疾的後果的。

這也就是說，該忙的時候儘管去忙，該加班的照樣加班，可忙過之後，一定要注意及時補充能量，忙完之後注意補足睡眠，這樣的人的健康仍然是能得到保障的。

2、一天睡眠大致幾小時？

一天睡眠大致幾小時才算正常？這個問題不能一概而論，它與年齡有很大的關係。剛出生的小嬰兒一天可以睡 20 個小時，隨著年齡的增長，學齡前的兒童每天睡眠要保證 12 個時，小學生要保證 10 小時的睡眠，中學生要保證 9 小時的睡眠，成人要保證 8 小時的睡眠，老人要保證 6～7 小時的睡眠。

如果一個人不能保證以上的睡眠時間，但每次睡眠起來後人

感覺很精神，沒有疲勞感，就說明你睡夠了，並不一定非要有嚴格的時間規定。如果一個人每次起床後都感到很疲倦，說明沒睡夠，那麼這樣長期缺覺下去，身體素質、抗病能力一定會下降，積累到一定程度，各種疾病就會找上門來了。

3、起床後人感覺輕鬆、疲倦、沒睡夠？

　　為什麼有的人起床後渾身輕鬆、舒適，有的人睡的時間已足夠了，可還是感到疲勞？這要從睡眠的作用說起。

　　人進入睡眠狀態時，四肢的活動，大腦的活動，眼、耳、口鼻的活動都休息了，身體進入了一個徹底放鬆狀態，對血液的需求明顯變少了。這時候，多出的血液回到內臟的就增多了，充足的血液可以給臟器補足能源，可以對臟器受損的部分進行修復。

　　也可以說，內臟受損後，只有在睡眠中才能得到最佳的修復。通俗一點講，吃飯是給身體補充能源，睡覺是給臟器補充能源，而能源的來源就是每日的一日三餐，只有一日三餐吃飽吃好，才能補充身體的能源，才能讓臟器吃飽。

　　當身體內有了充足的血液，在睡眠中回流到臟器的就充足，臟器就能很快消除疲勞、很快修復受損的部位，當一覺醒來時，臟器的功能已恢復到最佳狀態，各方面功能正常，自然就能以一個全新的姿態迎接新一天的到來。

　　如果身體內的總血量少，人就是進入了睡眠狀態後，回到臟器的血液也不會充足，因此也不能滿足臟器的需求，血液的質和量修復不了受損部位，當你醒來時，臟器的功能並沒有完全恢復到正常的狀態。

　　身體各臟器功能正常時，我們是能感受到身體內部是舒適的、放鬆的，人也有精神；當臟器功能不正常時，身體內氣血又不充足，沒辦法讓臟器吃飽，沒辦法讓臟器恢復功能，身體自然就做不到由內而外的放鬆與舒適。在這種睡眠狀態下醒來，人就會感到沒睡夠，就會感到疲倦。

　　生活中能吃的人為什麼能睡？為什麼吃不下飯的人常常也睡不著、睡不沉？就是因為能吃的人胃口好，胃腸消化吸收食物的能力強。能吃的人吃的食物多，自然身體內的血液就充足，充足的血液在睡眠中就能充分地營養各個臟器，各臟器就能吃飽，就能發揮它正常的功能，身體自然就會健康、精神、有力量，人的心情也會顯得愉快。

　　吃不下飯或飯量極小的人，大多是胃腸對食物消化、吸收能力弱的人，這些人的血液自然生成的就少，自然身體內的總血量就少，在睡眠中各臟器自然也難以吃飽。臟器吃不飽，各臟器的功能就會顯得低下，人就沒有精神、沒力量、抵抗力下降，這種情況下，心情也不會舒暢的。

　　在保證了足夠的睡眠時間後，起床後人感到輕鬆，代表著你身體內的血液總量充足，臟器功能健全；起床後人感到疲倦，代表著你身體內的血液總量不足，臟器功能下降了。

　　很多老人都有這樣的體會，年輕的時候工作辛苦、勞累，睡眠時間常常得不到保證，可只要有時間睡上幾小時，疲倦很快就煙消雲散了，人又顯得精力充沛了。現在人老了，有足夠的時間睡覺了，可睡再多的時間，人還是沒精神，還是感到疲勞，這是為什麼呢？

這是因為人老了，氣血不足了，臟器總得不到充足血液的供應，疲勞、受損的臟器總是得不到血液充分的滋潤、修復，自然功能下降，人自然總是處於沒勁、疲勞的狀態。

只有吃好、吃飽，身體內血液充足了，人才能睡好，睡眠品質好了，才能睡出輕鬆，睡出健康，睡出好心情。

4、能保證充足的睡眠嗎？（能、不能）

能保證充足的睡眠，身體各臟器才能得到營養的補充，才能緩解臟器的勞累，才能發揮臟器應有的功能，身體才會健康少生病。不能保證充足的睡眠，各臟器得不到充足能源的補充，各臟器得不到休息，自然各臟器就容易積勞成疾。

為什麼會出現過勞死？就是因為長期緊張勞累地工作，身心長時間得不到休息，臟器總得不到能源的補充，負荷超過了身體承受的極限以後，生命自然就枯竭而亡了。

5、睡覺時打呼、不打呼，呼嚕聲高、呼嚕聲低，呼嚕聲均勻無憋氣、有憋氣？

健康的人，不胖不瘦的人，睡覺時一般是不打呼的。

有的人從不打呼，可是勞累過度後就會打呼，有的人喝過酒後會打呼，這都是和身體狀況有關的。胖子普遍愛打呼，而一般情況下，胖子就是身體虛、虧的表現。有幾個大胖子能活到百歲的？很少。

打呼代表一個人氣虛，血上頭及咽喉部的量不夠，同時，氣虛會造成咽喉部的肌肉鬆弛，肌肉下墜使咽喉、氣管通路變窄，

氣流流通不暢，就打呼了。

凡是打呼嚴重的人，凡是打呼的同時還出現短暫憋氣的人，患腦缺血、心肌缺血的比例遠遠高於同齡人，只要補足血液，不吃瀉氣食物，不做過多瀉氣的按摩，不做高強度的鍛鍊，就可以提高身體的機能，身體不再虛弱，肌肉不鬆垮時，打呼的聲音會隨之變小。同時，呼嚕還會變得有規律，憋氣情況會大大減少。但當身體又變得虛弱時，呼嚕聲又會加大，又會有憋氣的現象出現。

藉由觀察一個人呼嚕聲音的有無、高低及有無憋氣現象，就能大致了解這個人身體的狀況如何，家中如果有人打呼，當呼嚕聲明顯發生變化時，一定要提高警惕，說明打呼的人的健康狀況發生了變化，要提醒他加強營養，注意休息。

6、難入睡、易入睡？

能吃的人，倒下就睡，身體好的時候，很快入睡。不能吃的人胃口不好的人，身體虛弱的人，入睡都普遍較難，常常是在床上翻來覆去，久久不能入睡。

胃腸消化功能不好的人，或貧血的人，特別是這些症狀由來已久的人，一定要保護好、調養好胃腸。吃飯最好要有規律，要定時定量，要細嚼慢嚥，少吃難消化的黏膩、油炸的食物，少吃或不吃生冷及寒涼屬性的食物，多吃易消化的各種補血食物，每晚臨睡覺前，可用溫水泡腳，讓血液流通起來，可以明顯地利於入眠。

有的人胃口不錯，並沒有身體虛弱的現象，也沒有明顯的大

毛病，人雖然已感到很疲勞了，可一躺到床上頭腦卻非常清醒，各種事情不斷往外冒，以致無法入睡。

好不容易睡著了，沒睡上幾小時，又該起床了。雖沒睡夠，但起床後人並不感到太虛弱，仍能正常工作、學習。這種人往往是飲食上出現了問題，愛吃補氣食物，愛吃辛辣、上火的食物及炒貨（如瓜子、蠶豆、花生等）的人，氣補足了、補過了的時候，就會出現這種難以入眠的情況。

有的人看到我書中說吃生薑祛寒濕、暖胃腸有很多的好處，就經常的吃生薑。這裡提醒大家，如果是經常吃生薑的，最好放在早上吃。如果只是因受寒偶爾吃生薑的，就沒有時間的限制了，只要有受寒的現象，隨時可以吃生薑祛寒；如果體內寒並不重，或本身內熱大、肝火旺的人，晚上不要吃生薑，吃了容易燥熱，影響睡眠。

如果因為受涼需要晚上吃生薑的，吃完生薑後一定要多喝水，這樣既克祛寒又不會造成內熱大，也不會影響睡眠。

所以，遇到入睡難的人，只要不是貧血及身體虛弱之人，看起來精神好、氣色不錯，這種人大多是補氣補過了頭的人，只要停掉這些補氣的食物，停掉上火、辛辣、乾燥的食物，睡眠狀況慢慢地就能得到改善。還可以做一次背部的刮痧，沿著膀胱經從頸椎刮到腰骶椎處，將燥火泄掉，睡眠品質就會得到有效提高，也可以做足底的按摩，或喝菊花茶、蘿蔔水，都能將燥火泄掉，就能安然入睡了。

7、半夜醒、半夜醒後繼續睡、半夜醒後久久不能入睡、早醒？

半夜醒、半夜醒後繼續睡，這兩種情況是比較正常的，半夜醒後久久不能入睡就不正常了。

很多人睡到半夜醒了，上完廁所後繼續睡，可有的人，上了廁所後人反倒更精神了，躺到床上翻來覆去睡不著，折騰幾小時，有時直到天快亮了，才迷迷糊糊地睡著，可過不多久就要起床了。這種失眠的人不在少數。正常的人、健康的人都是一覺睡到天亮，而隨著年齡的增長，衰老的加劇，半夜醒的次數也越來越多了。

老人半夜往往要醒好幾回，要上好幾趟廁所，半夜醒來後很快又能睡著，對身體的傷害不大。若半夜醒後久久不能入睡，第二天的精神狀態就差，思維就糊塗，心情就差，吃飯就不香，學習、工作效率都受到影響。所以半夜醒後久久不能入睡是衰老的一個徵象，而衰老又是和氣血兩虧相聯繫的。

對半夜醒後常久久不能入睡的人，我的建議是：加強食療，多吃易消化，燉得爛爛的或有營養的糊狀食物。如果這些人伴有夜尿多的情況，說明他們的腎虛了，這時一定要注意補腎、暖腎，做到不受涼，不吃寒涼的食物，多吃補腎的食物，經過一段時間的用心調理，就會發現半夜醒後會很快又睡著了，夜尿的次數也會逐漸減少了。

當有的人跟我訴說半夜醒後久久不能入睡的苦惱時，我還會建議他們，可以起床吃點東西，吃什麼好呢？吃上一勺當歸粉，或一勺固元膏，或幾片餅乾，或一塊巧克力，給身體補充一點能量，再去睡覺就比較容易睡著。

如果還是睡不著，吃完食物後再用溫水泡泡腳，泡到全身發熱時去睡覺，就比較容易入睡了。吃東西、泡腳要花上半個多小時的時間，這樣做看起來很麻煩，但總比躺在床上折騰幾小時睡不著覺值得吧。

　　所以，遇到半夜醒後久久不能入睡時，不要躺在床上，起床為身體增加一點能量，泡泡腳促進血液循環，能臨時改善睡眠。當然，要從根本上解決，還是要加強食療，補血、補腎，才能避免半夜醒後久久不能入睡的情況，即使出現了這些情況，也能夠及時調整過來。

早醒：

　　早醒是老人共同的特點，老人們之所以普遍存在早醒的情況，這是和老人們往往氣血兩虧、腎虛、身體衰老相關聯的。出現早醒的現象，是在提醒老人們，身體內的氣血不足了，身體開始衰老了，應該採取措施及時給身體補足能源，及時保腎、暖腎、護腎了。

　　早起的情況要仔細區分，有的是晚睡早醒，有的是早睡早醒，晚睡早醒屬於不正常，如果是因為早睡而早醒，那就太正常了。

　　早睡、早起屬於好的生活習慣，早起後吃上一些易消化、營養豐富的早餐，然後出門晨練去，健康的一天從此開始，這對健康是十分有利的。當然，早睡早起也有個量的問題，關鍵還是要看是不是保證了充足的睡眠，一般來說，老年人能睡足 6 ～ 7 個小時，就算睡眠充足了。

8、整夜失眠、偶爾失眠，長年吃安眠藥、偶爾吃安眠藥？

當一個人情緒過於激動，心裡壓力大，事情太多，或換了新地方睡不習慣，或睡前做了劇烈的運動或喝了引起興奮的咖啡、濃茶等等，上床後久久不能入睡，甚至會整晚失眠，這種偶爾失眠的情況，很多人都經歷過。但排除了以上各種誘因後，又能正常地入睡，那麼就不必為身體擔心。

但另有一種情況，就是有些人排除了上述各種誘因後，仍會經常出現失眠的現象，就要歸結到身體方面的原因了。這時必須全方位地對身體進行調理，補足氣血、疏通經絡、祛除寒濕是讓身體通向健康的途徑。

知道了這個途徑，就要認認真真地做好這三項。通過一日三餐補足氣血，通過適度的鍛鍊、按摩疏通經絡，通過祛寒濕的各種方法祛除身體內的寒濕，並讓身體不再受涼，不再吃寒涼的食物。當身體本質逐漸回歸到健康的大路上來的時候，一些不正常的現象就會逐漸消失，漸漸遠離你，失去的睡眠又會重新回來。

長期吃安眠藥是失眠的人迫不得已的一種選擇。當你通過以上方法逐漸地增強了體質，提高了身體素質後，睡眠品質就會明顯改善，你就可以逐漸停掉安眠藥了。

有的人對安眠藥有一種特殊的依賴，只要吃上個半片、一片的就能呼呼大睡，那就繼續吃吧！吃了之後能睡個安穩覺總比睡不著覺好，更何況半片、一片安眠藥的藥量對人的傷害不大，平日裡多喝水、保證適度的運動，保證大小便的通暢，這些藥物的毒素也就能很快隨著大小便、汗液排出體外的，所以也不要為此擔心。

偶爾吃安眠藥，對偶爾出現失眠的人來說，也是一種可以接受的選擇，補足了睡眠，第二天才能正常地工作、學習、生活，偶爾吃點藥，藥量又不大，對人的傷害並不大。

　　但我還是要提醒，偶爾失眠的人要找出為什麼會出現失眠的現象，找到了原因，就要設法避免，再注意加強營養，睡前溫水泡腳，經過調理之後，偶爾失眠發生的幾率就會越來越少。

9、多夢、少夢，偶爾噩夢、經常噩夢？

　　做夢是很正常的現象，只要做夢不影響睡眠的品質，第二天醒來後感到全身放鬆、舒適，那這種做夢就屬於正常現象，不要過於在意。

　　如果夢境很安靜、很祥和，一個故事接一個故事的，沒有危險，沒有哭鬧，這都屬於正常的夢；夢中如出現吵架、打架、追趕、兇殺、失火、掉水裡、掉深溝裡等等情景，那這個夢就不正常了，大多是身體出現某種不適或疾病的徵兆。

　　我小的時候常常發高燒，發燒的時候做的夢總是人在不斷地鼓脹，變得很大很大；二十多歲時雙膝關節積水，那時總做在天上飛的夢，兩條腿總是著不了地；晚上吃了上火的食物，氣不順暢了，夜裡做夢就會與人發生爭執、跟人吵架等等。

　　相信每個人都能尋找出自己做夢的規律，當身體健康、心情愉快時，做的夢一般都是祥和的。而做噩夢，特別是頻繁地做噩夢，那你一定要注意了，想想生活中有哪些生活習慣不對了，要及時加以糾正，如果是身體虛弱，那就趕緊注意休息，加強營養，隨著身體狀況好轉，噩夢會逐漸減少，直至消失的。

　　所以，經常的噩夢不斷的人要特別注意了，這種情況一般與身體內部出現問題有關，可以將補足氣血、疏通經絡、袪除寒濕的一套辦法認真地去做，自己注意對比一下，看看調理前後身體感覺有哪些變化，看看噩夢出現的頻率有哪些變化。一般來說，隨著身體狀況的一天天好轉，噩夢自然會離你遠去的。

　　有的人是以前的夢很少，可是經常吃一些補血、補氣的食物後，夢變得多了，很是緊張，認為這樣會讓自己休息不好。遇到這種情況的人，我會跟他們說：你們想想，你們在什麼情況下做夢的次數是最少的？一般人都會回答，在非常勞累的情況下倒頭就睡，一覺醒來後都想不起自己做夢了，可當生活比較清閒，營養狀況又不錯的情況下，夢就會慢慢地增多了。

　　夢增多的人，如果增加一些室外的活動或體力勞動後，你就會發現夢又會少一些。但不論是多夢還是少夢，只要沒有噩夢，醒來後身體輕鬆，沒有任何不適就不要在意它；只是醒來後身體仍感到疲勞、有明顯不適時，就要找找原因，及時調整身體，才能睡得踏實。

10、白天瞌睡、白天不瞌睡，中午睡午覺、中午不睡午覺？

　　只要能保證每天晚上有充足的睡眠時間，保證好的睡眠品質，白天是不應該打瞌睡的。晚上睡不好，白天自然沒精神，也就容易打瞌睡。

　　如果環境允許，可以在中午補一會兒覺。孩子、老人，身體虛弱、久病的人睡個午覺，對身體是會有所幫助的。

　　如果晚上有充足的睡眠，中午又能睡午覺，給身體再一次休

息、充電、放鬆的機會，對身體的好處非常大；如果同時還能注意一日三餐的營養，保證足夠的飯量，再進行適度的運動，那麼，這樣的人身體衰老的速度就會大大慢於同齡人，這種生活習慣的人中，長壽的人比例也特別高。因此，這種生活習慣值得大大提倡。

如果一個人晚上保證有充足的睡眠，到了白天還總是打瞌睡，那就說明這個人氣虛，氣血不足，臟器缺血。解決這個問題，食療一定要跟上，多吃補血、補腎的食物，停掉寒涼、瀉氣的食物，慢慢地，氣血補足了，這種白天打瞌睡的情況就不容易發生了。

11、有熬夜的經歷嗎？（經常、偶爾）

在現實生活中，偶爾熬夜，是很正常的事，熬夜後及時補足睡眠就可以了。如果是經常熬夜，那就屬不正常了。

生活不規律，沒成家，無事可做，生活無目標，通宵達旦吃喝玩樂的人，熬夜就如家常便飯。有些人年輕時盡情放縱，到三十來歲以後各種疾病就會紛紛找上身來，如果不徹底改變生活態度和生活習慣，身體只會越來越差，任何「仙丹」也治不了他們的病。

因學習、工作需要熬夜的人，白天一定要抽空補上睡眠，或抽空痛痛快快地睡個夠，同時加強營養，才不致於過多消耗自己的身體，損傷自己的臟器。

12、有上夜班的經歷嗎？（長年、幾年）

上夜班的人比上面說的因為生活習慣不好經常熬夜的人，生活要有規律。

上夜班是有時間規定的，是通宵夜班還是上半夜上班或下半夜上班，都有一定的規律。你的生活只要做相對的調整，補足每天應有的睡眠時間，保證睡眠的品質，同時注意保證一日三餐的營養，保證飯量，能做到這些，不論你是偶爾上夜班，還是長年上夜班，都不會對身體造成太大的傷害。

但是有些年輕人，晚上上夜班，白天不是安心休息補足睡眠，而是出去玩，天長日久，身體抵抗力肯定下降。

所以上夜班的人，一定要將自己的時間好好安排，認真地對待睡覺、吃飯這兩件事，剩下的時間再去做其他的安排，一樣能做到工作、生活、健康三不誤。

13、夜間有口乾現象嗎？（無、偶爾、經常）

正常情況下，夜間睡眠是不應該出現口乾現象的。

出現口乾現象往往與身體出現問題有關。如果只是偶爾出現口乾現象，那很可能是當晚的食物過鹹、過於乾燥，或者吃了溫熱、容易上火的食物多了，因為這些原因出現的口乾，只要改變飲食習慣，就可以避免。

從外部環境來看，室溫高，空氣乾燥，也會造成口乾；有的人患了感冒，鼻子不通，用口呼吸，一晚上下來肯定會口乾舌燥。感冒治癒了，口乾的現象也就會隨之消失。

長期夜間口乾的人，多數是患有鼻咽毛病的人。嚴重鼻炎的

人，長鼻息肉的人，鼻中隔嚴重偏曲的人，腺樣體肥大的人，晚上都會用嘴呼吸，以上疾病沒有治癒，口乾現象就不可能治癒。打呼嚴重的人，口乾也較明顯。

如果沒有明顯的鼻咽部的疾患，也不打呼，飲食也很注意了，室內空氣並不是過於乾燥，可睡到半夜總是口乾，這時就要警惕患上糖尿病的可能，最好去醫院測一下血糖。

有的人血糖並不高，又沒有上述明顯的疾病，夜間仍出現口乾的現象，這就是陰虛火旺造成的了。陰在身體內就是血液，陰虛就是血少，血的品質差，當血少、血稀時，身體各臟器自然就會缺血，口腔唾液腺同樣供血減少，分泌的唾液量少了，口自然就幹了。

糾正夜間口乾的根本之法，是用食療補足血液，要多吃補血、補腎、易消化的食物，少吃或不吃辛辣、乾燥、上火的食物，每天堅持室外活動，每晚堅持用溫水泡腳，慢慢地，全身的血液補足了，口乾現象也就會慢慢地消失的。

14、睡覺時手臂是否放在被子外？是長年如此，還是只有天熱時如此？

天熱時手臂放在被子外面睡覺，是很正常的現象，可當天冷了，室內又沒有充足的暖氣，手臂還放在外面睡覺，就會凍出病來，不僅手臂受涼容易酸、麻、脹、痛，更重要的是，手臂是全身十二條經絡的源頭，手臂受涼，造成經絡不通暢，手臂經絡的下游也就是頭、頸、胸、背、腰、腹、腿、足都會受到牽連，都會因經絡不通帶來抵抗力下降，從而生出許多的疾病。

　　有一位老人，從小就患有咳喘、心臟病、關節炎，整天病病歪歪的，現在六十多歲了，天天離不開藥，後來雖然按我書中教的方法，每天注重食療，每天用溫水泡腳，可各種疾病還是反反覆覆地犯，沒有根本的好轉。

　　後來她看到了我寫的《父母是孩子最好的醫生》這本書，那裡面講到，手臂長年放在外面睡覺的人，沒有一個是身體很好的，她一下子醒悟了，她自己就是長年手臂放在外面睡覺，結果鬧出了一身的病。當天晚上睡覺時，這位老人老老實實地把手臂放在了被子裡，幾天下來，咳喘明顯減輕，心臟不舒服的症狀也緩解了，老人以前從來沒想到，一到天冷時，睡到半夜不會咳嗽、氣喘的行病和自己的不良習慣有什麼關係，幾十年來，用過多種方法，吃遍了藥物，都沒能徹底見效。

　　其實晚上睡著後，手臂的持續受冷造成血管收縮，就會減少心肺的供血，就會引起心肺的不適加重。這回老人找到了正確的方法，一直堅持，半年下來，在食療的配合下，人整個變了樣，她覺得自己的身體從沒像現在這樣輕鬆，從沒像現在這樣心情舒暢過。只要身體不再受寒涼，經絡的淤堵就不會加重，由於不再受涼，老人的病因祛除了，沒多花一分錢，病症去了一半。

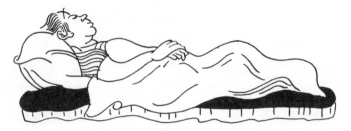

手臂長年放在被子外面睡覺的人，沒有一個是身體很好的。

不論孩子、大人、老人，天涼了，都要將手、手臂放在被子裡睡覺，肩膀背部也不能露在外面，蓋得嚴實些，身體不受涼，自然經絡順暢，身體舒暢。

15、睡覺時腳放在被子外？長年如此、只在天熱時如此？

天熱時腳放在被子外面睡覺是很正常的現象，可天一涼，腳就不能再露出來了。

長年腳放在被子外面睡覺的人，腰、腿、小腹的毛病最多。女士多數易得各種婦科病，如子宮頸炎、卵巢囊腫、子宮肌瘤、慢性骨盆腔炎、月經不調、不孕等；男士多數都有腰痛、腰椎間盤突出、前列腺炎、性功能低下等症，這是因為腳長期受涼，對膀胱經和腎經的傷害很大，這些臟器抵抗力自然就會變弱，自然容易患病。

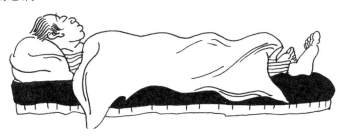

長年腳放在被子外面睡覺的人，腰、腿、小腹的毛病最多，女性多數易得各種婦科病，男士易患腰痛、腰椎間盤突出、前列腺炎、性功能低下等症。

腳特別怕熱的人，多數是陰虛火旺、肝火旺的人，這些人平時飲食一定要注意，辛辣、上火、乾燥、補氣的食物、炒貨（如瓜子、蠶豆、花生等）、酒都要儘量避免，要多吃性平的補血食

物，同時大寒的食物也不能吃。

　　腳底燥得厲害時，可以取大蒜一頭，剁得爛爛的，分二份，分別敷在兩隻腳的腳心處，用塑膠薄膜纏繞固定，小孩最多敷一個小時，成人敷到腳心發辣就可以了，如果腳心總是不發辣，敷二個小時後就要取下來了。敷完腳心後要將腳洗乾淨，要洗兩遍，就是洗好之後，再洗一遍，不然有的人第二天腳底還會感到辣痛。

　　一周後再敷一次，一般腳熱燥的現象就會明顯好多了，如果仍然感到很燥熱，那你就要檢查一下自己的飲食當中，是否有上面說的那些不宜進食的食物，如果有，一定要停掉。

　　要堅持每晚用溫水泡腳，泡完腳後再搓腳心 100 次，腳上的虛火就會慢慢消失了。當燥火消失後泡腳仍要堅持，搓腳心就可以免了。飲食方面，上面所說的注意事項一定要記住，不該吃的，一定不要吃。

問大小便

1、大便：成形、較軟，乾（偶爾、長期）、稀（偶爾、長期），排便費力、排便不費力，一日一次、一日數次、2～3天一次、3～4天一次，色黃、色白、色紅、黑便、綠色便？

　　正常大便應該是一天一次，成形、較軟、不稀不乾，排便時不費力，但大便的次數和量是因人而異的，與每日攝入的食物有很大的關係。

　　只要大便是成形的，一天內排便2～3次也不算腹瀉；只要是排便時是順暢的，並不費力、大便不乾燥，就是2～3天排便一次也不能算便秘。大便的顏色同樣與飲食有關，顏色偏黃、偏暗一些、偏黑一些都算正常。

腹瀉：

　　就是大便稀了，不成形了，次數多了，如果只是偶爾出現，與吃的食物不消化、不衛生，或身體受涼了，寒涼的食物吃多了有關。這時用3～5片生薑煮水，沖一碗雞蛋花，趁溫熱時空腹

喝下去，可以直接暖胃腸、去胃腸寒，腹瀉情況嚴重時多喝幾次。同時注意保暖，不再受涼，不再貪吃寒涼的食物，食物儘量選擇新鮮、安全、易消化的，並注意飲食衛生，稀便自然就能消除了。

如果是長年稀便，大便不成形，說明胃腸功能虛弱，胃腸內寒氣重，飲食上注意不再吃寒涼的食物，注意保暖，多吃溫熱、易消化的食物，每晚睡前溫水泡腳，堅持揉腹，每天早上堅持空腹喝一碗上面說的生薑水沖雞蛋，就能慢慢地去掉胃腸的寒氣，寒去掉了，胃腸功能恢復了，大便自然成形。

大便成形以後，就不要再喝生薑水雞蛋花了，可以改為白開水沖雞蛋花，可以起到營養胃腸黏膜、保護胃腸道的作用，長期堅持喝能修復胃腸黏膜的破潰，能預防和治療胃潰瘍、腸潰瘍。

便秘：

有的人飯量很小，自然大便的量就少，幾天才排便一次，有人就認為自己便秘了。

其實，只要大便不乾燥，排便時不費力，都不算便秘。有這種情況的人，只要增加飯量，多吃綠色蔬菜，大便的量、次數自然就會增多了。

有的人平時裡貪吃各種寒涼的蔬菜、瓜果，寒涼的食物具有通便的作用，所以他們每日的大便都很順暢，可他們知道貪吃寒涼食物多了對身體會有傷害後，就減少甚至不吃寒涼的蔬菜、瓜果了，結果大便變得困難了，幾天才解一次，雖說並不是很乾燥，但還是很緊張，認為自己便秘了。

其實，遇到這種情況，只要增加綠色蔬菜的量，每天堅持到

室外散步、運動，每晚用溫水泡腳後，再做到晚上臨睡前或在早上起床前，在床上從上往下推腹、揉腹，大便又會變得順暢起來。

而如果大便乾燥、排便時非常費力，就算能做到 1 ～ 2 天大便一次，仍應當算作便秘。偶爾的便秘與飲食有關，如辛辣、上火、乾燥的食物吃多了，吃的蔬菜少了或喝的水偏少，都會引起大便的乾燥，這時只要改變飲食習慣，大便就能恢復正常。

有的人已很注意飲食了，蔬菜、水果吃的也不少，而且多數還是寒涼的具有通便作用的蔬菜和水果，水也喝得夠量了，也能做到積極地鍛鍊身體，有空也做適當的按摩，可還是便秘，這是為什麼呢？

這是腸的功能出現了問題，是腸子的蠕動太慢了造成的。為什麼腸子蠕動慢了？是因為腸子沒吃飽，供應腸子的血液量不夠，使得腸子蠕動的力量減弱。長期便秘的都是哪些人？孩子多，女士多，老人多，年輕、健壯的小夥子發生便秘的情況是很少的。

長期便秘的部分原因是身體內血少，腸子的供血少，只有認真地做好食療，認真地吃好一日三餐，多吃易消化的、燉得爛爛的或直接打成稀糊狀的補血、補腎的食物，使全身的血量增多，讓腸子吃飽、有勁，腸蠕動增強，便秘就能得到緩解。

很多人吃了固元膏，吃了黑米糊，並將有營養的食物打成了稀糊吃，不再吃寒涼的食物，大便不乾了，排便順暢了。所以我建議，長期患便秘的人，可以先多吃糊狀食物，用最快的速度補足血液，同時再配合每日的適度鍛鍊，每晚揉腹，便秘自然就能

緩解。

大便常遇到的就是腹瀉和便秘，還有一些情況大家也需要知道一些：

色黃：

正常的大便

色白：

是提示膽道發生了梗阻，可能有膽結石、膽道腫瘤、胰頭癌發生的可能。

色紅：

鮮紅色常見於下消化道出血。如果是大便的外層黏有鮮血、量少並伴有排便時肛門的疼痛，這一般是肛裂或痔瘡的出血；如果是鮮紅的血，並與糞便混在一起，可能是腸息肉、直腸癌、結腸癌所致。

黑色：

這個黑不只是偏黑，而是如同馬路上的柏油色，又稱柏油樣便，是常見的一種上消化道出血情況下的大便。它包括胃潰瘍、十二指腸潰瘍、肝硬化時的食管胃底靜脈曲張破裂出血等。因為過多食用肉類、動物血、動物肝臟、菠菜，口服鐵劑等也會使大便呈黑色。如區分不清，只要用水將黑便沖散，若是吃食物藥物引起的黑便，黑便的顏色不發亮，用水沖後不會出現血色，若是消化道出血，用水沖散大便後會顯示出血色。

綠色：

呈水樣或糊狀，有酸臭味，多泡沫，多見於消化功能不良的人，若綠便中混有膿液，則是急性腸炎或菌痢的表現，喝薑水沖

雞蛋、吃大蒜、用艾條熏肚臍和小腹，都能緩解。

細條、扁平帶狀大便：

經常排細條、扁平帶狀便，或大便側有溝紋，說明直腸或肛門狹窄、多見於直腸腫瘤。

酸臭：

提示消化不良。

惡臭：

一般是由於食肉多而消化能力弱。若總是惡臭，就要注意是不是消化道有潰瘍、長腫瘤了。

脂肪便：

大便量多、奇臭或混有油珠，這種大便是膽囊、胰腺功能不良的表現，也可見於梗阻性黃疸。

其實每個人只要注意觀察就會發現，隨著年齡的增長，大便會變得越來越細了，孩子的大便、年輕人的大便都是粗粗的，而年老、體弱的人大便都是細細的。只要大便開始變細了，就說明胃腸功能下降了，如果經過一段時間的調理，大便又比以前粗一些了，就說明最近胃腸功能有所提高了。

2、小便：量多、量少，暢快、不暢快，尿頻、尿急、尿痛、尿失禁，色黃、色白、色清，無夜尿、1～2次夜尿、3次以上夜尿，有血尿、無血尿，有蛋白尿、無蛋白尿，有泡沫、無泡沫？

大便排泄的是食物殘渣，小便排泄的是血液的「殘渣」。

小便是人體新陳代謝產生的某些廢物，通過腎臟、輸尿管而

排出的。正常的尿液顏色為淡黃色，呈透明狀，無沉澱，無混濁，無泡沫，無特殊氣味（放久後因分解會出現氨氣味）。小便時應暢快，沒有尿頻、尿急、尿痛的現象。小便的量與喝水多少有關，與出汗多少有關，與天氣冷、熱有關；白天的尿比夜裡的尿多，夜裡一次尿為正常，2～3次以上的夜尿就不太正常了。

尿量多：

如果並沒有大量地飲水、飲酒、飲茶、輸液，沒有服用利尿劑或食用有利尿作用的食物而出現的尿量多，多為糖尿病、尿崩症的症狀，都和腎虛、腎寒有關。這種情況下，不要吃任何寒涼、瀉氣、利尿作用的食物，多吃溫暖補腎的食物，尿量就會逐漸減少的。

尿量少：

如果不是因為飲水過少、出汗過多、食鹽過多而引起的尿少，一般的尿少多見於急性腎炎、腎功能衰竭。這種情況下該如何處理呢？

我在《溫度決定生老病死》中曾經介紹過「腎臟有病了怎樣治療」，如腎臟有病、腎臟虛弱時，要儘量注意休息，不能太勞累，儘量早睡，保證睡眠充足，飲食上一定要忌一切寒涼的食物，鹽也要少吃，因鹽是大寒的物質，適當地少吃一些就可以了；平時的飲食以肉類為主，蔬菜選擇性平的較為安全。每晚堅持用溫水泡腳，泡到全身微微出汗就可以了，不需要出大汗，同時可以做做雙耳的按摩，梳梳頭，這些都是暖腎的好方法，通過對腎臟進行全方位的調理，腎臟功慢慢恢復了，尿少的現象也就會發生變化了。

不暢快：

隨著年齡的增長，小便變得越來越沒勁了，尿得沒有以前暢快了。

尿流變細，排尿緩慢，有時需要用氣力才能迸出，或是開始不易排出，要等一會兒才能排出，這都是腎氣虛，身體內氣血兩虧的表現。有這種情況的男士多數同時伴有前列腺增生、前列腺肥大；女性多數伴有尿道狹窄，膀胱頸梗阻的也會引起排尿困難，但根本原因還是腎虛。加強補腎、暖腎，就能從根本上改善腎虛，就能緩解排尿不暢快的症狀。

尿頻、尿急、尿痛：

這幾種情況經常是同時出現，是尿道感染的特徵。急性尿道感染可伴有發熱、寒冷、腰痛；慢性尿道感染可見低燒、腰痠、輕度浮腫。

患有急性尿道感染的人，一定要大量喝水，同時可以用一小把艾葉煮水泡腳，將濕熱引下去，這時不能吃魚、蝦，不能吃辛辣、上火的食物，食物以清淡的為主，還要注意休息，經過這樣的調理以後，尿頻、尿急、尿痛的症狀就能緩解；慢性尿道感染的人，常常會伴有腎虛明顯，有這些問題的人，不能吃辛辣、上火的食物，也不能吃寒涼的食物，要多吃補血、補腎、易消化的食物。同時可以做全身熏艾條疏通經絡，每晚堅持溫水泡腳，臨睡前在床上做扭腰操 50 ～ 100 次，一般都能疏通腰骶椎處的經絡，加速小腹的血液循環，利於慢性炎症的吸收。

尿失禁：

是尿液不受控制，自動經尿口流出。除了中樞神經的病變及

外傷對脊髓造成損傷的情況之外，尿失禁多見於孩子、老人。兩歲之前的孩子尿失禁屬於正常，兩歲之後還控制不住小便的孩子，多數都和先天的腎虛、腎寒有關。

這類孩子同時還容易患感冒、咳嗽、發熱等毛病，往往多病難帶。對這樣的孩子，家長只有多用心，多注意孩子穿衣、穿鞋的保暖，留心孩子睡覺時被子是否蓋得嚴實，不要讓這孩子吃寒涼的食物，要多給孩子吃剁得爛爛的、細碎的、有營養的、新鮮的食物；魚蝦一周可以吃 2 ～ 3 次，不要太多，不能天天吃，但各種肉類，如牛肉、豬肉、雞肉、雞蛋，最好每天都要保證吃上一些，蔬菜吃性平的，溫熱及寒涼屬性的要少吃或不吃，水果只能在天熱的時候吃一些，如櫻桃、桃子、葡萄等。

還可以一周兩次給孩子熏艾條，每次用 2 ～ 3 根清艾條熏肚臍至小腹，熏 10 ～ 15 分鐘，熏後多喝水，同時一定要保證孩子充足的睡眠時間，慢慢地孩子的腎氣足了，遺尿、尿失禁的現象就會慢慢減輕了。

老人的尿失禁，男性多數伴有前列腺的增生，女性多為尿道括約肌鬆弛，尿失禁常在咳嗽、大笑、打噴嚏、行走時發生。發生尿失禁的老人大都是氣血兩虧、腎虛之人，這些老人一定要停掉所有瀉氣的食物，儘量減少每日的運動量，儘量不做腰、腿、足部可導致向下瀉氣的按摩，不吃寒涼的食物，多吃補血、補腎的食物，多吃海蝦。可以將海蝦半斤白灼後去殼，打碎成糊狀，讓老人喝下，每天堅持喝上一次，尿失禁的症狀會明顯減輕。

男士因前列腺增生引起的尿失禁，除了按上面說的去做，還可以在每晚泡完腳後按壓腳踝內側凹陷處，這裡是和前列腺相關

聯的，每只腳按壓 5～10 分鐘，在食療的配合下再堅持按摩，能明顯地減輕症狀。

尿色黃：

早晨起床後小便的顏色多偏黃，這是正常現象。如果注意觀察就會發現，孩子和健康的男士，小便的顏色多偏黃，多有氣味，而身體虛弱的女士、老人，小便顏色多清淡，無氣味。

分析原因，小便顏色偏深、偏黃，一是吃的上火的食物多了；二是喝的水少了，出的汗多了。還有就是這個人的身體素質好，身體內部的能量足，腎臟功能好，能隨時清除血液裡的雜質，是身體健康的標誌。

但凡事都有個限度，如果小便顏色明顯偏黃，特別是看起來像濃茶的顏色了，那可能就意味著這個人的肝臟和膽囊出現病變了。當肝臟或膽囊有病，膽汁到腸道的路被切斷，就只能從尿裡排出來，尿液因膽汁的含量增加而呈現出了深黃色。

小便顏色像濃茶的人，要提高警惕趕緊去醫院檢查了，肝炎的早期信號大多是這樣的，它比全身出現黃疸要來得早。

尿色白：

多見於膿性尿、乳糜尿等。膿性尿常見於腎盂腎炎、膀胱炎、腎膿腫、尿道炎、腎結核等。

乳糜尿是由於腸道吸收的乳糜液（脂肪皂化後的液體），不能從正常的淋巴管引流到血循環中去，只能逆流至泌尿系統的淋巴管中，造成泌尿系統中淋巴管內壓增高、淋巴管曲張而破裂，乳糜液溢入尿液中而出現乳糜尿。

多數患有乳糜尿的病人的血液中、尿液中，會找到微絲幼即

幼絲蟲，所以多數的乳糜尿也是絲蟲病的主要症狀之一。絲蟲病是五大寄生蟲病之一，傳播途徑是蚊子，西醫裡有殺蟲、滅蟲的治療方法。

有的人尿液偏白、偏膿，而且是慢性的，反反覆覆地出現，又並不嚴重，去醫院檢查又排除了上面的各種原因，這種人尿液的症狀多數還是腎虛、腎寒、經絡不是太通暢造成的。

建議在飲食中祛除寒涼的食物，去掉上火、燥熱的食物，可以用生的胡蘿蔔去皮榨汁喝，量為小半碗，喝後尿液混濁現象能得到緩解，但不能長期喝，只能看到有尿液混濁時臨時喝 1 ～ 2 次，平時主要還是以補腎、祛腎寒為主。

尿色清：

尿色清、尿淡、尿無色，一種情況是因為大量地喝水，排尿次數增多，造成尿顏色沖淡。還有一種情況，大家注意觀察，在受涼後或者貪吃寒涼食物過多以後，小便的顏色變清，小便的量變多。

嚴重的糖尿病，尿崩症，腎功能衰竭的病人尿液也是清的，這說明腎臟功能太弱，已排不出血液裡的雜質了，尿液因此顯得清了。

從上面的介紹可知，排除喝水多這一情況，尿液清代表著身體內的寒重，代表著腎臟功能已下降了，這種情況下，保腎、暖腎、補腎就顯得十分重要了，而保腎、暖腎、補腎的根本就是不受涼、不貪吃寒涼食物。

如果小便長期清淡沒有顏色，一定要注意祛除留存在體內的寒濕。關於祛寒濕的方法，已經介紹很多了，都可以採用，還要

多吃易消化的補血、補腎的食物，這樣才能慢慢地改善腎功能，尿的顏色又會慢慢變得正常，呈現出偏黃一些的顏色了。

夜尿：

身體健康的人，多數都是晚上睡覺能一覺睡到天亮的人，如果晚上喝水多了，吃水果多了，起一次夜是正常的。

如果臨睡前並沒有喝水或吃水果，每晚總有 1～2 次的夜尿，這就說明腎虛、腎寒了；如果每晚有 3 次以上的夜尿，就說明腎虛、腎寒及身體內氣血兩虧已很明顯，腎臟功能已明顯低下。這時一定要去掉一切寒涼的食物，不能吃瀉氣、利尿的食物，要多吃補血、補腎、易消化的新鮮食物，注意休息，注意勞逸結合，體質慢慢增強了，腎臟功能也會慢慢恢復，夜尿的次數會逐漸減少的。

血尿：

尿中出現紅細胞，醫學上稱為血尿，如出血量較少，只在顯微鏡下能查出尿中有紅細胞，一般用「＋」號來代替，一個「＋」說明微量，2～3 個「＋」代表量為中等，4 個「＋」代表尿中紅細胞較多，因為只能在顯微鏡下才可以看到，所以都屬於微量出血；當肉眼就能看到尿中的血色時，這時的血尿就叫肉眼血尿。

正常人的尿中是不含有紅細胞的，有的人在感冒、發熱時偶爾會發現 1～2 個「＋」號的血尿，但感冒過去後再去複查，一切又恢復正常了。

但如果在身體並沒有明顯不適，只是因為總感到疲勞、腰痠、腰痛時去檢驗尿液，在顯微鏡下總是發現紅細胞，那麼這種

情況多數與腎炎、腎盂腎炎、膀胱炎、尿道結石、尿道結核、腫瘤及損傷等有關。這時就要到醫院查明病因，然後再自己慢慢調養。只要不是急性病，發現時就是慢性的，那一定是與體虛、血虧連在一起的，這時，用食療補足血液是治癒各種慢性病的關鍵。

腎臟有病了，不能受涼，不能貪涼，也不能頓頓都吃高蛋白、高脂肪的食物，要葷素搭配，慢慢地食補，儘量將食物燉爛、燒爛了吃。同時配合各種祛寒濕的方法，並堅持做適當的戶外活動，晚上用溫水泡腳，早點休息，保證充足睡眠，不要過於勞累。從這些方面加以注意，慢慢地，這些慢性病一般都能得到控制，不會很快加重的。

還有，一定要經常做尿的檢查，觀察疾病發展、變化的規律，找出哪些因素會加重血尿，找到了原因後，就儘量加以避免，這樣就能控制住、穩定住病情，等身體機能全線提高後，腎臟功能自然會有所恢復，血尿就能逐逐消失。

有的人顯微鏡下的血尿幾十年，可並沒有影響工作、生活，只是體能差一些，容易疲勞，如果注意多休息，注重食療，注意保腎、暖腎，雖然腎臟功能並不一定能完全修復，但也並不會給身體造成很大的傷害，並不影響壽命，這就是帶病長壽。

有些臟器一旦受損後，雖然很注意保養，也很難完全恢復到正常的狀態，但只要控制、穩定住病情，病變的程度一直沒有大幅度的擴大，就不影響正常的工作、生活。對這類病人，我一般會跟他們說：如果沒有很穩妥的辦法讓臟器的功能完全恢復到正常狀態，就要先求穩定，如果能穩定下來，就力求長期穩定，長

期保腎、暖腎、護腎，堅持培根固本，一樣能生活得很好。

　　保持好的習慣，保持好的心態很重要，只要能夠通過自己的努力穩定住、控制住病情，就沒必要去做過度的治療，沒有必要為身體內一時還不能根治的毛病而惶惶不可終日，如果那樣，反而對身體不利。

　　而急性的肉眼血尿，多數是膀胱和尿道的炎症，中醫稱「濕熱下注」。遇到急性的肉眼血尿，必須大量喝水，飲食要注意清淡，千萬不能吃辛辣、上火、乾燥的食物，魚、蝦、薑、蒜都要停掉，可用艾葉泡腳將熱往下引，同時注意休息，血尿就會得到緩解。待病情緩解後，再慢慢尋找病因：是結石引起，還是飲食不當、勞累過度、劇烈運動造成？還是有其他疾病？找出病因，該治療的治療，該避免的避免，就能逐漸讓看似嚇人的肉眼血尿不再復發了。

蛋白尿：

　　正常人的尿中僅含有微量蛋白質，用一般臨床檢查的方法是不易發現的，而當在顯微鏡下發現有蛋白質，也用「＋」號來表示時，多數是和腎病、腎炎、藥物中毒等有關。

　　蛋白尿的嚴重程度比單純的血尿要重一些，因為蛋白的顆粒比紅細胞的顆粒大，蛋白也能隨便滲出了腎臟的血管跑到尿裡面了，說明腎臟功能進一步下降了。

　　要治療蛋白尿，其治療和護理的方向和方法同處置血尿是一樣的，重點都是保腎、暖腎、護腎、補腎，多注意休息，不能勞累。當身體疲勞明顯，腰痠、眼皮腫、腿腫時，就要懷疑是不是有蛋白尿了。現在藥局也有賣尿蛋白試紙，經常檢測一下，找出

蛋白尿每次加重的規律，儘量從源頭上斷絕各種因素對腎臟的傷害，才有可能控制住蛋白尿。

泡沫尿：

有的人撒出的小便上有一層細小的泡沫，這種尿液中很有可能有蛋白，這個人也可能有尿糖偏高等症，可以透過觀察每次尿液中泡沫的多少來判斷病的程度。蛋白尿和尿糖都可以用試紙來檢測，透過經常的檢測，摸索尿液變化的規律，以此作為參考來安排每日的飲食、工作、休息。

需要提醒大家的是，有的人尿後有泡沫，可去醫院檢查卻並沒有任何異常。這種現象在老人中比較多見，它仍然是與腎功能的虛弱有關，同樣要加強補腎、暖腎，腎臟功能增強了，各種不正常的現象就會慢慢消失的。

問房事

1、有、無，多、少？

性生活是夫妻之間正常的性生理需求，健康和諧的性生活不但利於身心健康、種族繁衍，也有利於家庭幸福、愉快、和諧氣氛的營造。

男女二人結為夫妻，有性生活是正常的，沒有性生活是不正常的，這種不正常大多與疾病和衰老等因素有關。性生活的次數與種族、體質、年齡有很大的關係。性生活的次數是沒有硬性指標的，只要是性生活後身體沒有明顯的不適，第二天仍不影響工作、學習，就說明沒有過度，一天幾次，或一周幾次或一月幾次都由每對夫妻的具體情況來定。如果性生活後人明顯感到了不舒服，第二天人還疲憊不堪，那肯定要考慮節制性生活了。

2、房事後有無腰痠、腿軟、頭暈？

性生活後有些人會出現身體的不適，如精神倦怠、萎靡不振、無精打采、工作沒勁、學習精力不集中、昏昏欲睡，這些都

說明性生活過度了，一定要注意節制、注意休息了。

有的人性生活後面色蒼白、氣短心慌、頭暈、出虛汗，這說明此人身體內氣血兩虧，已不適宜過性生活，一定要注意先用食療補足身體，多吃補血、補腎、易消化的食物，增加身體內的血液，氣血補足了再適當地過性生活。

有的人性生活後明顯腰痠、腿軟、渾身無力，說明此人已明顯腎虛，除了節制性生活，還不能再吃寒涼的食物，不再貪涼，多吃補血、補腎的易消化的食物，多到室外運動，用書中介紹的各種方法祛除腎寒，慢慢地，身體內血足了，寒濕少了，腎臟功能開始恢復了，正常的性生活以後就不會再出現腰痠、腿軟、全身無力的情況了。

3、陽痿、早洩、性冷淡、性亢奮？

陽痿、早洩、性冷淡，病因其實就一個，就是腎虛、腎寒。

這些症狀是與衰老同步發生的，說明此病就是由身體內氣血兩虧、經絡不通造成，而運用食療補足氣血，多吃補血、補腎的食物，不吃寒涼食物，多到室外運動增強體質，保證充足的睡眠，勞逸結合，是解決問題必不可少的一些做法。綜合運用以上方法，並且持之以恆，身體素質就會得到加強，身體素質加強後，陽痿、早洩、性冷淡的情況是會慢慢有所改善的。

應該了解，這不是一個孤立的現象，是身體素質整體下降造成的，只有對身體進行全方位的綜合調理後，腎氣足了，這種虛弱引起的臟器功能低下才能治癒。

性亢奮與上面的虛症不同，多數是體內的陰陽失衡造成。

調理性亢奮，最好的方法是多參加體育運動，多做按摩疏通經絡，用全身熏艾條的方法也能很快疏通經絡，調節身體內的陰陽平衡。性亢奮的人不要再吃辛辣、溫熱、上火、燥熱的食物，也不能吃大寒的食物，要多吃肉類和性平、性涼的蔬菜、瓜果。

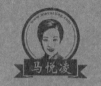

1、月經準時、提前、推後？

正常的月經週期應該是 22 ～ 35 天，一般認為 28 ～ 30 天是最正常的。

月經準時：

就是每月都按 26 天、28 天、30 天、32 天這樣的週期，到時就準時來。這個準時是指自己月經週期的準時，有的人 45 天才來一次月經，可每次都是 45 天來，那也叫準時，一般來說，只要是月經能保證準時，不論週期長短，都應該算作正常或基本正常。

月經提前：

月經提前的女性多數是氣虛的女性，同時身體素質一般也比較差，面色發白，說話聲音低，人總感到疲乏，非常愛睡覺。這類體質的女性平時不能吃瀉氣的食物，不能過多運動，要少做或不做腰、腿、足的按摩，要多吃補血、補腎的食物，多到室外散步增強體質，同時做到不貪涼、不受涼，平常還要注意少說話，

慢慢地，體質增強後，月經提前的天數就會越來越少的。

月經推後：

月經推後的女性多數是血虛的女性，月經推後說明身體內的總血量不足，月經推後的時間越長，說明身體內的血越少。當身體內的血液少到一定量時，身體出於自我保護，就閉經了。

月經總是推後的女性，一定要增加能量，一定要多吃易於消化的、燉得爛爛的有營養的補血、補腎的食物，一定要保護好胃腸，不要吃過冷、過熱、過硬、過黏的食物。血少明顯的女士，還要將各種營養食物儘量打成稀糊狀來吃，這不但可以減輕胃腸的負擔，還能儘快地補血。這類女性還要注意適當進行室外活動，每晚堅持用溫水泡腳，並保證充足的睡眠。當血液慢慢補足，體質逐步加強後，月經推後的現象就會有所改善，閉經的時間就會推後的。

2、月經量較多、量大、量少？

正常的月經週期中，第一天月經量較少，第二天量較多，第三、四天量又減少，第五、六天結束。總量正常的是用 20 片衛生棉，如果使用衛生棉超過 30 片就是量多，少於 10 片包為量少。

量較多：

是用 2 ～ 3 包衛生棉。不論你是每次量多還是偶爾量多，量多消耗的都是身體內的血液，月經量能控制在每次用 10 ～ 20 片包衛生棉的水準為最好。月經量多時，一定要少吃寒涼的食物，少吃瀉氣的食物。

量大：

用 30 片衛生棉以上就是量大了。量多時一小時換一次衛生棉，衛生棉還全部浸透，遇到這麼大的量，那就要趕緊處理了。具體的方法是，可以直接用黃芪煮水喝，可以直接用桂圓煮水喝，也可以用 10 粒紅棗和 10 粒桂圓一起煮水喝，一天喝 2 ～ 3 次，可以補血、固氣，能減少月經量。

還可以用海蝦一斤，白灼後直接當飯吃，補腎固氣明顯，也有助減少月經量。有的人是因為患有子宮內膜增生症或子宮肌瘤而月經量明顯增多，特別是多發性的子宮肌瘤，直接影響子宮的收縮功能。

如果每次來的月經量都多時，一定要想辦法處理了，方法和步驟是，先用食療隨時補上流失的血液，再採用各種治療方法，如全身熏艾條，每晚泡腳後按摩腳後跟內側的子宮穴，經常在床上做扭腰操，疏通腰骶椎處的經絡，就能減少小腹部的淤堵。

如果經過各種努力後，月經量能明顯減少，子宮肌瘤可以先暫不處理，注意觀察就可以了。

如果子宮肌瘤已造成每次月經量大，而用了各種方法都減少不了月經量時，那就一定要處理子宮肌瘤的問題了。現在醫院裡有各種方法治療子宮肌瘤，可以多看看、多問問，選擇最安全、有效的方法去處理子宮肌瘤，治療之後還要認真的做好食補，補足身體消耗的血液，才不會患更多的毛病。

量少：

月經量少，但只要來得順暢、沒有血塊、血的顏色是鮮紅的，就是正常的。

來月經的過程，是子宮內膜脫落的過程。成熟女性的身體，正常情況下每個月排出一顆卵子，當卵子排出時，子宮內膜增生變厚，呈增殖期變化，在黃體生成素的作用下，成熟的卵泡破裂排出卵子，排卵後卵泡形成黃體。黃體細胞分泌孕激素，在雌激素、孕激素共同作用下，子宮內膜進一步增殖，卵子一般可以存活 48 小時，在這個期間若卵子未受精，黃體即開始萎縮——一般黃體的壽命平均為 14 天。黃體萎縮後，雌激素、孕激素水準迅速下降，使子宮內膜失去支持而萎縮，最後缺血、壞死、脫落。內膜脫落時，裡面毛細血管就會破裂，血液與脫落的內膜碎片一同從陰道排出，就形成了月經。

如果每次來月經時，都能清晰地看到脫落的子宮內膜的碎片，而且月經量很少，月經的顏色是鮮紅的，內膜脫落完畢，月經很快就停止了，這說明我們的身體用很少的血就完成了整個生理過程，乾淨俐落，又不消耗身體，這是最好的現象。

有的人一看月經量少就緊張，就怕快要閉經了，就希望月經的量來得多一些，其實這是大可不必的。只要月經來的過程順暢，血色鮮紅，能見到脫落的內膜碎片，整個經期即使只用 10 片衛生棉，也算是正常的。

如果月經量少，月經的顏色偏暗紅、暗黑色，或是來得極不爽利，一會有一會無，這就要引起警惕了，可能意味著離閉經不遠了。如果一個女性的年齡並不算大，還未到該絕經的年齡（華人女性絕經年齡一般是 50 多歲），遇到這種情況，大多是身體內的氣血不足，腎虛、腎寒了。只有用食療補足全身的血液，用各種方法祛除身體內的寒濕，疏通經絡，等全身的身體狀況得到

了恢復，身體有了足夠的血液，腎臟就能吃飽了，腎氣自然會慢慢地補足了，卵巢、子宮也得到了充足的血液供應時，作為女性生理現象一部分的月經，也就會變得正常了。

3、經期持續 3～5 天，經期 6 天以上？

經期持續 3～5 天是正常的，超過 6 天，有的甚至達到半個月，這就是病態了，經期持續時間長，說明子宮內膜脫落後，破損的創面修復時間延長了。

也可能因為有炎症，才延緩了子宮內膜的修復，有的則是放置了節育器的原因，只要是經期延長，就可以說明子宮收縮不好，血循環不暢。遇到經期延長，處理的辦法與月經量大一樣的，補血、固腎、疏通經絡。

充足的血液就是身體內最好的消炎藥，只要有了充足的、高品質的血液，才能讓子宮的機能儘快恢復正常，淋漓不斷的月經才能儘早經束。

4、有血塊、無血塊、色紅、色暗、色發黑？

正常的月經除鮮紅的血液外，只能看到一塊塊脫落的內膜碎片，都是不大的碎片，像一層黏膜，是沒有血塊出現的。如果出現了血塊，則說明子宮收縮沒勁，有血塊的出現時，往往月經量比較多，經期的時間也比較長。

前面介紹過，正常的月經顏色是鮮紅的，如果出現色暗、色發黑，則代表血寒、腎寒、血液循環不暢，這種情況出現時，多數都伴有經痛。只有平時不受涼，不貪涼，不貪吃寒涼的食物，

並用書中介紹的各種方法祛除身體內的寒濕，不但經痛可除，經血的顏色也會慢慢地變得正常的。

5、有經痛、無經痛，經前經痛、經期經痛？

來月經前和月經期間都是不應該出現下腹部疼痛的，如果發生了疼痛，就說明存在經絡不通暢的現象，而貪涼、吃寒涼的食物過多則是導致經絡淤堵最直接、最主要的原因。

女性來月經時往往都會有這樣的體會：來月經的這幾天，人會變得比其他的時候更加「嬌氣」一些，平時吃些寒涼、冰鎮的食物並無太明顯的感覺，但月經期一吃寒涼食物，下腹部很快會有不舒服的感覺，或隱隱作痛。

簡單地說，這就是「熱脹冷縮」的作用，寒涼的食物進入身體內，血管、經絡都會因遇冷而收縮，而來月經的過程是一個出血的過程，血管遇冷收縮，血液排泄受到阻礙，不通暢了，整個正常的生理過程受阻或被強行中斷，自然局部就會很不舒暢，「不通則痛」就發生了。

偶爾發生經痛與受涼和在月經期貪吃了寒涼食物有關，而每次來月經都發生經痛，說明這位女士身體內的寒氣已太重了。可能是平日裡經常貪吃寒涼的食物，可能是平日裡愛美，穿的衣服太少、太露造成身體受寒涼了，有這些不良生活習慣的女性，發生經痛的幾率一定是比較高的。

既然經痛是與受寒涼、貪吃寒涼有關，那平日裡注重對身體的保暖，平日裡不吃寒涼的食物，每晚用溫水泡腳、祛寒活血，多到室外活動增加身體內的溫度，運動後出汗也可以排寒，這些

辦法不但可以預防和緩解經痛，還可以預防多種婦科病的發生。

患有經痛的女性，卵巢腫瘤、子宮肌瘤、骨盆腔炎、輸卵管卵巢炎、子宮頸炎、陰道炎、不孕的發病率都遠遠高於沒有經痛的女性，原因就在於下腹部的經絡、血管常常淤堵、不通暢。因為不通暢，身體就在月經期裡用經痛來提醒你，在其他時間各個器官就會出現長期不癒的慢性炎症，如果長期淤堵得不到調理，結果自然就是長囊腫、長腫瘤，甚至出現癌症。

在生活中處處注意保暖，不貪吃寒涼食物的女性，不但在經期不大會出現各種不適，同時也能避免各種婦科病的發生。通過觀察可以發現，患有婦科病的女士，臉上多無光澤，多有淤斑出現，衰老的各種徵兆也會提早出現。

因此，奉勸女性朋友們，大家一定要記住：在各種場合，不要為了去迎合別人的誇獎而成為美麗「凍」人，這種美麗「凍」人造成的惡果，在不久的將來，你自己都會一點點品嘗到的。

發生了經痛，就要及時祛除身體內的寒濕，經痛發作時該怎麼辦呢？有幾個簡單的方法可供參考：直接用 6 ～ 8 根清艾條熏小腹 30 ～ 60 分鐘；喝生薑、紅棗、紅糖水；及時吃上、喝上溫熱性質的食物，再祛除身體內的寒濕，經痛很快就能緩解。有經痛發作史的女性，在平常也要注意不受涼、不貪吃寒涼的食物，多到室外運動。做到了這些，不但不會再犯經痛，其他多種婦科病的發病率也會大幅降低。關於經痛的食療和治療，我在《父母是孩子最好的醫生》中曾經做過詳細的描述，讀者朋友可以參考。

6、經前有明顯的身體不適、沒有任何不適？經前脾氣有變化、經前脾氣沒有變化？經後身體有明顯不適、經後身體沒有明顯不適？

正常來月經的過程，身體一般是不會出現明顯的不舒服的，心情、脾氣也不會出現明顯的不適。

經前有明顯身體不適的人，出現如腰痠、腰痛、小腹隱痛、乳房脹痛、脾氣急躁、心情煩躁的現象，多數都是因為身體內寒重、經絡不太通暢，月經之前會有淤堵加重的症狀，因此才引發了以上所說的各種症狀。以上症狀的治療方法與經痛的處理方法相似，如果再用清艾條薰全身，祛寒通經絡，效果會更好一些。

經後身體出現明顯不適的人，往往是月經量多的人。因月經失血過多，人變得虛弱、沒勁、頭暈，睡眠品質變差，這類女性應該注意採取辦法儘量減少月經的量，如何減少月經的量，前面已經介紹過一些具體的方法，請讀者參考。同時，每日裡都要多吃易於消化的補血、補腎的食物，並要增加飯量，讓身體消耗的血液儘快地補回來，身體的各種不適才能儘快地消除。

馬悅凌

問生育

生育幾胎、流產幾次、是藥流還是刮宮？不孕？

女人結婚後，生孩子是一個很正常的生理過程，在沒有計劃生育的年代，女人結婚後生三、四個孩子是很正常的事，生七、八個孩子的女人也不少。

只是生孩子的整個過程，從懷孕到生產再到給孩子餵奶，消耗的都是女人身體內的血液，孩子是完全靠母親充足的血液開始了生命最初的階段的，所以母親血液充足，血液品質好，不但孩子先天發育充足，身體健康，母親自身也因為有了充足血液的供應，身體各機能恢復得好，恢復得快，生孩子後不會對身體造成傷害。

換句話說，生孩子後會不會落下病，關鍵是產婦身體內血液的量足不足，血液的品質好不好。

能吃、會吃的女士，生了孩子之後，身體很快就能恢復，即使多生幾個孩子，或流產次數多，身體依然能保持強壯；許多飯量少、喜歡挑食、胃腸功能不好的女士，只生了一個孩子，就因

為血液供應的不充足而很快顯老，並落下很多與缺血有關的慢性病，孩子的身體也不夠強壯。這些女性如果再貪涼，包括貪吃寒涼的食物，讓寒涼乘虛而入，自然又會進一步增加與淤堵有關的病痛。

說起生孩子，生育幾胎對女人身體造成的影響並不是最關鍵的，關鍵在於自身不注重食療，血液少，血液品質低，不能對臟器進行有效的修復，不能保證臟器擁有健全的功能，再加上受涼、吃寒涼的食物，加重了臟器的淤堵，加重了臟器的缺血，這就使得女性容易患上各種婦科病，還會連帶傷害到其他的臟器。

生孩子的整個過程是消耗母親血液的過程，因此，在懷孕的過程中，當然也包括孩子生下來之後，每一天都認認真真地吃好每一頓飯，對補足氣血非常重要，而且飯量一定要比以前的飯量大，只有吃好吃飽，才能滿足母親自身的身體需要，也才能保證孩子正常的生長發育。

流產：

在懷孕的整個過程，不論是早期、中期、晚期，不論是人為的中止妊娠，還是由於孕婦自身的身體原因，導致胎兒無法在宮內繼續生長發育，以及胎兒死亡而導致的中止妊娠，在醫學上都叫流產。

人工流產，幾乎每個有生育能力的婚後女性都經歷過，因為避孕措施不周全，導致意外懷孕，就只能採取人工流產來終止妊娠。

可以這麼說，人工流產對已婚的女士來講是很普遍的事。以前的人工流產都是做刮子宮手術，現在又增加了藥物流產，不論

是刮子宮手術還是藥物流產，都是強行中止正常的妊娠過程。

女性一旦懷孕，整個生理機能都發生了很大變化，身體內部的臟器、內分泌系統也都發生了變化，身體調動起一切潛能去孕育一個新的生命，這時，正常的孕育過程突然被人為中止，生理的正常過程被破壞了，這對身體的影響是很大的。

這不像正常的生育，完成整個孕育過程後的「瓜熟蒂落」是個正常的過程，人流是對身體的一種摧殘，是一種不正常的過程。所以，儘管現在人工流產已成為見多不怪的現象，流產的方法也有了進步，但我還是建議大家要儘量避免走到這一步，而關鍵就是要做好避孕。

現在很多的女孩早早地就經受了人工流產的痛苦，做人工流產的年齡也越來越早。做人工流產次數多的人，再加上營養、生活習慣等方面不注意，到後來往往容易埋下病根。我認識一位女士，40歲前生育一次，並做過13次人流手術，這是我認識的人裡面做人工流產次數最多的一位。

這位女士年輕時身體很好，底子好，營養好，腎氣足，可做了十幾次人流後，落下了一身的毛病，滿臉的斑和皺紋，心臟不好，才40來歲，頭髮多數都發白了，整天腰痠背痛、頭暈、頭痛，還有慢性骨盆腔炎、子宮肌瘤、子宮頸糜爛等一大堆的毛病。不光是這位女士，很多女士患病的根源都是由人工流產，特別是藥物流產引起的。

藥物流產雖然可以減少一些流產過程中的痛苦，但藥流造成子宮頸開放時間的延長，很容易造成宮內的感染，而刮子宮手術只要做得成功，手術後一般是不會有出血現象的，做完手術後，

子宮頸口就關閉了，也不大容易造成感染。

我認識的一些病人，藥物流產後月經淋漓不斷，持續半月、一月甚至更長的時間。這損失的都是女人的血液啊！傷害的是人的元氣，如果這時食療又沒能及時跟上，如果這時身體還在受涼，如果還在吃寒涼的食物，如果沒能注意休息，繼續從事緊張、繁重的學習與工作，那對身體的損害就更嚴重了。

很多女性在人工流產後的半年、一年內查出患有子宮肌瘤、卵巢囊腫、慢性骨盆腔炎、慢性輸卵管卵巢炎。我熟悉的一位女士，在人工流產後遭遇了雨淋，引發高燒，進醫院打點滴，大量地吃消炎藥，兩年後，被查出患了腎癌且轉移到全身，不久就去世了。

人工流產後的女性，千萬馬虎不得，一定要注意對身體的保養，一定要像生孩子做月子一樣悉心調養，注意休息，多吃易消化的各種補血、補腎的食物，不貪涼、不受涼，注意保暖，每天用一勺固元膏加一勺紅糖放入杯中，用開水沖著喝，一天三次，能有效地補血、補腎、暖小腹，堅持喝半個月後，把紅糖停掉，固元膏仍堅持吃。還可以用 6 根清艾條，直接熏小腹到肚臍，一週二次，一次 30 ～ 40 分鐘，能促進小腹部的血液循環，在熏艾條的時候，一定要保持室內的溫度，不能受涼。

以上的這些話，我在本書中說過多次，可能顯得有點囉嗦，但是不能省略，一是為了便於不同身體狀況的讀者參考，二是因為所有這些內容實在是太重要了，我希望通過反覆強調，幫助讀者朋友牢牢樹立這樣一些健康養生的觀念。

血液是身體內部最好的消炎藥，只要用食療補足血液，再用

艾薰促進局部的血液循環，這樣內外結合，就能讓受損傷的子宮盡快得到修復，就會減少子宮、輸卵管、卵巢各種慢性炎症、囊腫、腫瘤的發病比例，也會減少輸卵管發炎後造成黏連導致的不孕症。

做人工流產之前的女士，如果整體的身體素質是好的，那麼做了人工流產之後，能夠及時補血、補腎、注意休息，身體還是會很快恢復的。

有些女士不是人為中止妊娠，而是身體內部出了問題了，因子宮發育不良、著床位置不當造成胎盤發育不佳而發生自然流產；有的是卵巢功能不足，影響黃體分泌孕酮，導致子宮因營養供應不良而流產；有的是子宮頸鬆弛不能固胎而流產；有的是患上子宮肌瘤，或患上急性傳染病，或因精神創傷、身體外傷等原因而流產；也有的是精子和卵子本身存在缺陷，造成胚胎不能正常發育而流產。

以上例數的種種情況都是孕婦不具備繼續妊娠的條件了，導致胎兒無法生長、存活而出現的流產，之所以發生以上的各種情況，用中醫的話來解釋就是腎氣虛，腎氣不足固不住了，就流產了。

懷了孕而保不住胎的女士，在排除精子的問題和生殖器官的器質性異常以後，流產的原因大多與腎氣虛有關。針對這些人的身體情況，只有加強補腎、暖腎、強腎才能避免流產。

補腎的關鍵是身體內必須要有充足的血液讓腎臟吃飽，腎臟吃飽了才有強壯的可能。所以，一定要認真調養脾胃，多吃補血、補腎、易消化的食物，不吃寒涼、瀉氣的食物，同時注意身

體的保暖，適當運動，疏通經絡。當身體的氣血足了，腎氣足了，腎臟管理下的生殖系統自然也能健康起來，再懷孕後，有充足的腎氣做後盾，一般不會再發生流產現象。

有的人在身體沒調理好之前，天天都躺在床上靜養，可還是保不住胎，而經過全方位的身體調理後，懷孕了照常能參加正常的工作、學習，也不會出現流產的現象。

不孕：

凡夫婦同居兩年以上，沒有採取任何避孕措施，有正常的性生活而未能懷孕的，稱為不孕。

從未受過孕的不孕者稱為原發性不孕，曾有過生育或流產史的不孕，稱為繼發性不孕。繼發性的不孕如流產、生育後如果營養沒及時補充上，又受寒、貪涼了、休息不好，極易造成腎虛、腎寒、造成子宮、卵巢功能恢復不全或發生慢性炎症，引發各種的婦科疾病，那懷孕的幾率就大大地降低了。

原發性的不孕病因較多，子宮、卵巢、陰道，只要有一個器官發育不全、發育畸形都不可能懷孕，如子宮發育不良、卵巢發育不良、陰道或子宮畸形、處女膜閉鎖、先天性無陰道等都會造成不孕。子宮、卵巢、子宮頸只要有一個器官發生囊腫、腫瘤、反覆的慢性炎症等，也會造成不孕，還有一些遺傳性疾病如性染色體數目異常或結構異常，造成性腺發育不全和體格異常也會引起不孕，等等。

不孕的原因是多種的，也是多方面的，結婚生子是一個健康的人正常的生理過程，不正常了就代表著不健康。

如果是先天的遺傳因素造成，先天的性器官發育畸形，現在

的醫學還修復不了這些缺陷，那不孕自然就無法治癒。如果不是因為以上的這些原因，只是由於子宮、卵巢、宮頸的炎症、黏連、囊腫、腫瘤或臟器的功能低下而引發的不孕，那麼就不要害怕，可以通過補足氣血、疏通經絡改善並恢復臟器的功能。

補足氣血、疏通經絡是總的原則，具體怎樣針對每一種疾病去加以調理，應當各有側重。認真地吃好一日三餐，不吃寒涼的食物，不貪涼，有空多到室外活動，晚上睡前溫水泡腳，保證充足的睡眠，有空在硬板床上多做做扭腰操，疏通腰骶椎處的經絡，每週用清艾條熏全身，為全身祛寒濕、通經絡等。做了這一切之後，可以使身體的大環境得到改善，體質得到增強，局部的小毛病也會隨之減輕，直至消失。

這裡也有一個治標和治本的問題，「標」就是一些局部的毛病，如果只是想方設法去治療局部的小毛病，可身體的大環境並沒有改善，局部器官的治癒也只是暫時的，對改善不孕也不一定有多少幫助，而且極易復發。只有身體大環境全方位改善了，才有可能從根本上解決局部生殖器發育不良、炎症等問題，也才能真正解決不孕的問題。

身體經過全面調理的女性，懷上了孩子，自身的健康有保證，就能給小寶寶提供一個健康生長的環境，生一個健康、聰明、快樂的小寶寶，就是順理成章的了。

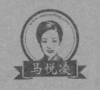

問白帶

有、無，多、少，稀、稠，黃、白，有味、無味？

　　白帶是陰道內的分泌物，從少女經期開始一直到絕經期為止，都應該有一定量的白帶排出。

　　白帶是由陰道黏膜滲出物、宮頸腺體和子宮內膜的分泌物混合而成。正常情況下的白帶為白色糊狀，無特殊氣味，量不多。白帶的作用是能經常保持陰道、子宮濕潤，能起到自淨的作用，它所產生的酸性物質可以殺死混進來的病菌。

　　白帶是否能正常分泌，和女性的身體處在什麼樣的生理狀態有關。比如，進入了更年期的女性、閉經的女性，白帶的分泌就會逐漸減少，直至出現明顯的陰道乾燥、陰道萎縮。當陰道乾燥、分泌物明顯減少時，說明女人的腎功能明顯減弱，衰老就隨之降臨了。

　　當腎氣足、腎功能正常時，生殖器官就會有充足的血液供應，陰道黏膜、宮頸腺體、子宮內膜的分泌處在正常的狀態下，自然就能分泌出正常的液體，滋潤、營養、保護相對應的器官，

就如眼睛分泌的眼水滋潤、營養著眼球，口腔分泌的唾液滋潤、營養著口腔是一個道理。

只是相比之下，生殖器官是一個容易提前退休的器官，它的功能衰退、衰老比一般臟器都要提早很多時候出現。它的衰退、衰老雖然顯示著腎氣虛、腎功能的下降，但只要能從飲食上及生活中各方面做好身體的調養，雖然進入了更年期，進入老年期，腎功能是足以支撐身體的需要的。健康地生活，健康地度過晚年，實現長命百歲，都是有可能做到的。

當陰道分泌物明顯減少時，就是在提醒你，你的腎臟功能弱了。這時你該注意多吃些補血、補腎的食物，少吃寒涼、利尿、瀉氣的食物，以此來滋養、保護你的腎，讓腎臟吃飽。屬於腎臟「管轄」的「部門」太多，腎臟功能強時可以面面俱到，當腎臟功能弱時，就會首先確保骨髓、脊神經、大腦、腎臟、膀胱、尿道的能量，最後才能保證生殖系統的子宮、卵巢、陰道的能量。

當腎虛到一定程度時，腎臟就不再去管理子宮、卵巢、陰道了，那麼這些器官自然就會出現功能減退、退化、衰老、萎縮。反過來說，只要身體能夠保證充足血液的供應，只要能夠保證身體內血管、經絡運行通暢，子宮、卵巢、陰道衰老、退化的時間就會推後。

二、三十年前，女人絕經的年齡多在五十歲以上，而現在的女性 40 歲左右就絕經的已經很常見，就是現在的人們貪涼、受涼的幾率都遠遠大於幾十年前的人們。腎臟最怕寒涼，所以現在的女性因腎臟傷害引發的各種疾病自然就多，自然閉經的年齡也就隨著提前了。

絕經、閉經就代表著女人身體的生理年齡已進入老年，年輕亮麗將不復存在。所以，追求美麗常駐的女人，最好的辦法不是用瘦身、美容化妝等方法來傷害自己的身體，而應當注重飲食，只有多吃各種易於消化的、補血、補腎的食物，攝取了足夠的營養，身體才能充滿活力，皮膚自然就會細膩、光滑、有彈性、有光澤，生殖器官也不會過早的因為衰老而萎縮、乾燥，失去女人特有的各種特徵。

白帶多了，就如月經多了一樣，也不是正常的現象。白帶突然反常增多時，多數是和女性的飲食有關，比如吃的水果和其他寒涼食物多了，比如吃了利尿的紅豆、黃瓜、冬瓜、紅糖，這些食物都會造成白帶的量增多，多如稀水狀，常常需要墊上護墊。只要少吃寒涼、瀉氣、利尿的食物，不要受涼，白帶的量就會慢慢地變少，變得正常了。

白帶由稀轉稠，變黃，有味，說明體內有濕熱，這時除了不能吃寒涼食物，同時也不能吃燥熱、辛辣、上火的食物，炒貨（如瓜子、蠶豆、花生等）也不要吃。最好用全身熏艾條的方法給全身祛祛寒、通通經絡。做完全身熏艾條後，再做做腳踝內側子宮反射區和腳踝外側卵巢反射區的推拿，具體方法是，從下往上推 50 ～ 100 次，也可以在每晚泡腳後推這兩個反射區，從內部疏通子宮和卵巢，這樣做能很快緩解因潮濕、淤堵而造成的白帶稠、黃、有味。

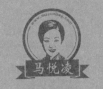

後　記

　　一次，一位朋友帶著他農村來的女兒來見我，姑娘 18 歲了，應該是一生中最充滿朝氣、最健康的年齡，可由於家裡生活條件差，營養不良，人長得瘦小，面色發黃，頭髮乾枯，整個人顯得萎靡不振。我發現她走路時腳總是不自然，一問才知是患了甲溝炎，剛治療過，她說腳趾甲總是往裡長，走路一多腳趾就被磨破了，經常發炎。

　　根據孩子的情況，我提出了一些調理的建議，朋友按我的建議給孩子加強了營養，一個月後再見到他的女兒時，孩子完全變了樣，小臉圓潤了，有了血色了，人也精神了，走路也沒有了當初的那種小心翼翼的感覺。我問她：腳趾還痛嗎？她說已經半個月沒痛了，她自己發現，腳趾甲沒再往裡長，腳趾就沒再痛過。朋友直說奇怪，以前女兒幾乎每天都要修剪腳趾甲，怕稍長一些就磨破皮膚，最近因為不痛了就忘了剪腳趾甲，再一看時，發現腳趾甲不往裡長了，不知怎麼的就好了。

　　這事一點也不奇怪，也不是什麼偶然原因造成的。我告訴這

個朋友，以前女兒腳趾甲往裡長，是因為營養不良，全身的血液少，自然分布到腳趾上的血液就少。趾甲因缺血生長受阻，在不正常的生長狀態下，趾甲會出現不同的反應，趾甲變形、趾甲變脆、趾甲變色等等，而當趾甲的血液供應改善了，趾甲吃飽了，就能正常生長了，而正常的生長狀態就是舒展，就是健康。

在我們的身體中，大到腎臟、心臟、肝臟等等重要臟器，小到指甲、毛髮等等，都是靠著充足的血液、暢通的經絡，才能發揮各自應有的功能的。而血液不足、經絡不暢，身體各處隨時都會出現功能的減弱、功能的障礙，只是缺血和經絡不暢發生的部位不同，引發的疾病就不同，對身體造成的影響自然也就不同。

人的健康就如一個家庭，幸福的家庭都是一樣的，和諧、寬容、謙讓、互助，不幸福的家庭，其不幸千奇百怪，什麼意想不到的事情都可能發生。當一個人身體健康時，就是氣血充足、經絡通暢、溫度適宜、陰陽平衡、內外和諧；而身體不健康時的情況卻是千奇百怪，有時，各種各樣複雜的、奇怪的症狀，會讓最高明的醫生也一籌莫展、不知如何下手。

當我們的身體補足了氣血、疏通了經絡，溫度適宜時，在身體的大環境逐漸改善之後，你只要細心體會、注意觀察，身體的各個部位都會發生不同的變化，身體的很多毛病慢慢地就會得到控制，病情得到緩解甚至自愈。人們往往只有親身感受到、親眼看到這一切的變化後，才能真正體會到一個簡單的道理：維護健康、獲取健康，其實就是從我們生活中的點點滴滴做起，就是吃好、吃對、吃飽、睡夠，生活有規律、無惡習，多到室外活動呼吸新鮮空氣，做到這些，疾病就很少會光顧你的身體；這是人人

都可以做到的，也是人人都應該做到的。沒有做好、沒有做對時，你生病了，你去找醫生、求助醫生，醫生管你這些生活瑣事嗎？不管，也管不了。

所以，大多數醫生不能從根本上治癒這些因生活方式、生活方法不正確而患上的各種疾病。從這個意義上來說，最好的醫生是誰？是你，是我，是我們自己，每個人都可以成為自己最好的醫生，每個人都可以管理好自己的身體，做到這一切，每個人都可以保持健康的身心，都可能健康長壽！

馬悅凌

2009 年 4 月於南京

馬悅凌 細說問診單

作　　　者	馬悅凌
發 行 人	林敬彬
主　　　編	楊安瑜
編　　　輯	蔡穎如
美 術 編 排	帛格有限公司
封 面 設 計	101廣告有限公司
出　　　版	大都會文化事業有限公司　行政院新聞局北市業字第89號
發　　　行	大都會文化事業有限公司
	110台北市信義區基隆路一段432號4樓之9
	讀者服務專線：(02)27235216
	讀者服務傳真：(02)27235220
	電子郵件信箱：metro@ms21.hinet.net
	網　　址：www.metrobook.com.tw
郵 政 劃 撥	14050529 大都會文化事業有限公司
出 版 日 期	2010年1月初版一刷
定　　　價	250元
I S B N	978-986-6846-83-0
書　　　號	Health+24

Chinese (complex) copyright © 2010 by
Metropolitan Culture Enterprise Co., Ltd.
4F-9, Double Hero Bldg., 432, Keelung Rd., Sec. 1,
Taipei 110, Taiwan
Tel:+886-2-2723-5216　Fax:+886-2-2723-5220
E-mail:metro@ms21.hinet.net
Web-site:www.metrobook.com.tw

國家圖書館出版品預行編目資料

馬悅凌細說問診單 / 馬悅凌著.
　-- 初版. -- 臺北市：大都會文化, 2010.01
　　面；　公分. -- (Health+; 24)

ISBN 978-986-6846-83-0(平裝)

1.問診　2.中醫　3.養生

413.243　　　　　　　　　　98020635

大都會文化　讀者服務卡

書名：**馬悅凌細說問診單**

謝謝您選擇了這本書！期待您的支持與建議，讓我們能有更多聯繫與互動的機會。

A. 您在何時購得本書：_____年_____月_____日

B. 您在何處購得本書：_____書店，位於_____(市、縣)

C. 您從哪裡得知本書的消息：
　1.□書店　2.□報章雜誌　3.□電台活動　4.□網路資訊
　5.□書籤宣傳品等　6.□親友介紹　7.□書評　8.□其他

D. 您購買本書的動機：（可複選）
　1.□對主題或內容感興趣　2.□工作需要　3.□生活需要
　4.□自我進修　5.□內容為流行熱門話題　6.□其他

E. 您最喜歡本書的：（可複選）
　1.□內容題材　2.□字體大小　3.□翻譯文筆　4.□封面　5.□編排方式　6.□其他

F. 您認為本書的封面：1.□非常出色　2.□普通　3.□毫不起眼　4.□其他

G. 您認為本書的編排：1.□非常出色　2.□普通　3.□毫不起眼　4.□其他

H. 您通常以哪些方式購書：(可複選)
　1.□逛書店　2.□書展　3.□劃撥郵購　4.□團體訂購　5.□網路購書　6.□其他

I. 您希望我們出版哪類書籍：（可複選）
　1.□旅遊　2.□流行文化　3.□生活休閒　4.□美容保養　5.□散文小品
　6.□科學新知　7.□藝術音樂　8.□致富理財　9.□工商企管　10.□科幻推理
　11.□史哲類　12.□勵志傳記　13.□電影小說　14.□語言學習（____語）
　15.□幽默諧趣　16.□其他

J. 您對本書(系)的建議：
_____

K. 您對本出版社的建議：
_____

讀者小檔案

姓名：_____　性別：□男 □女　生日：____年____月____日

年齡：□20歲以下 □21～30歲 □31～40歲 □41～50歲 □51歲以上

職業：1.□學生 2.□軍公教 3.□大眾傳播 4.□服務業 5.□金融業 6.□製造業
　　　7.□資訊業 8.□自由業 9.□家管 10.□退休 11.□其他

學歷：□國小或以下 □國中 □高中／高職 □大學／大專 □研究所以上

通訊地址：_____

電話：（H）_____　（O）_____　傳真：_____

行動電話：_____　E-Mail：_____

◎謝謝您購買本書，也歡迎您加入我們的會員，請上大都會文化網站 www.metrobook.com.tw
登錄您的資料。您將不定期收到最新圖書優惠資訊和電子報。

馬悅凌
細說問診單

北區郵政管理局
登記證北台字第9125號
免　貼　郵　票

大都會文化事業有限公司
讀　者　服　務　部　　收
110台北市基隆路一段432號4樓之9

寄回這張服務卡〔免貼郵票〕
您可以：
◎不定期收到最新出版訊息
◎參加各項回饋優惠活動

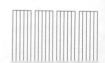

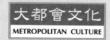

大都會文化
METROPOLITAN CULTURE

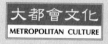